Dr. Michael Curth
Matthias Vette

AGELESS

Dr. Michael Curth
Matthias Vette

AGELESS

Wie Sie mit dem Anti-Aging-Code
Ihre Zellverjüngung aktivieren
und Ihre Jugendlichkeit zurückgewinnen

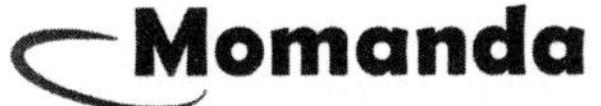

Wichtige Hinweise

Die im Buch veröffentlichten Empfehlungen wurden von Verfassern und Verlag sorgfältig erarbeitet und geprüft. Eine Garantie kann dennoch nicht übernommen werden. Ebenso ist die Haftung der Verfasser bzw. des Verlages und seiner Beauftragten für Personen-, Sach- und Vermögensschäden ausgeschlossen. Die Empfehlungen ersetzen keine ärztliche Konsultation, und deren Anwendung erfolgt auf eigene Verantwortung der Leserinnen und Leser.

Der Inhalt dieses Buches gibt die Meinungen der Autoren wieder, die nicht unbedingt mit der Ansicht des Verlages und seines Teams übereinstimmen.

Die Publikation enthält Links zu externen Webseiten Dritter, auf deren Inhalte wir keinen Einfluss haben; für diese fremden Inhalte können wir keine Gewähr übernehmen. Rechtswidrige Inhalte waren zum Zeitpunkt dieser Veröffentlichung nicht erkennbar.

Auch wenn eine gendergerechte Sprache wünschenswert ist, gibt es aus Sicht des Verlages bisher keine befriedigende, gut lesbare Lösung. Der leichteren Lesbarkeit zuliebe haben wir zumeist von der Doppelung männlicher und weiblicher Formen nach dem Muster »der … oder die …«, »er bzw. sie« usw. Abstand genommen. Selbstverständlich liegt es uns fern, dadurch jemanden zu benachteiligen.

www.momandaverlag.de

1. Auflage 2023
Cover: Guter Punkt, München
Bildquellen:
S. 5, 12, 192 u.a.: Gerd Altmann/pixabay;
S. 24, 25, 48: Dr. Michael Curth; S. 118: Matthias Vette;
S. 135: StockSnap/pixabay (Buch), OpenClipart-Vectors/pixabay (Füller);
S. 147 (Eisberg): Sladjana Radujkovic
unter Verwendung eines Motivs von Getty Images/Canva Pro;
S. 190: anncapictures/pixabay;
S. 203: Beech Studios;
S. 30: Momanda
Lektorat: Gitta Lingen; Satz & Layout: Birgit-Inga Weber
Gesamtherstellung: Bernhard Keller
Druck: CPI Moravia Books – Printed in the EU
ISBN 978-3-95628-053-5

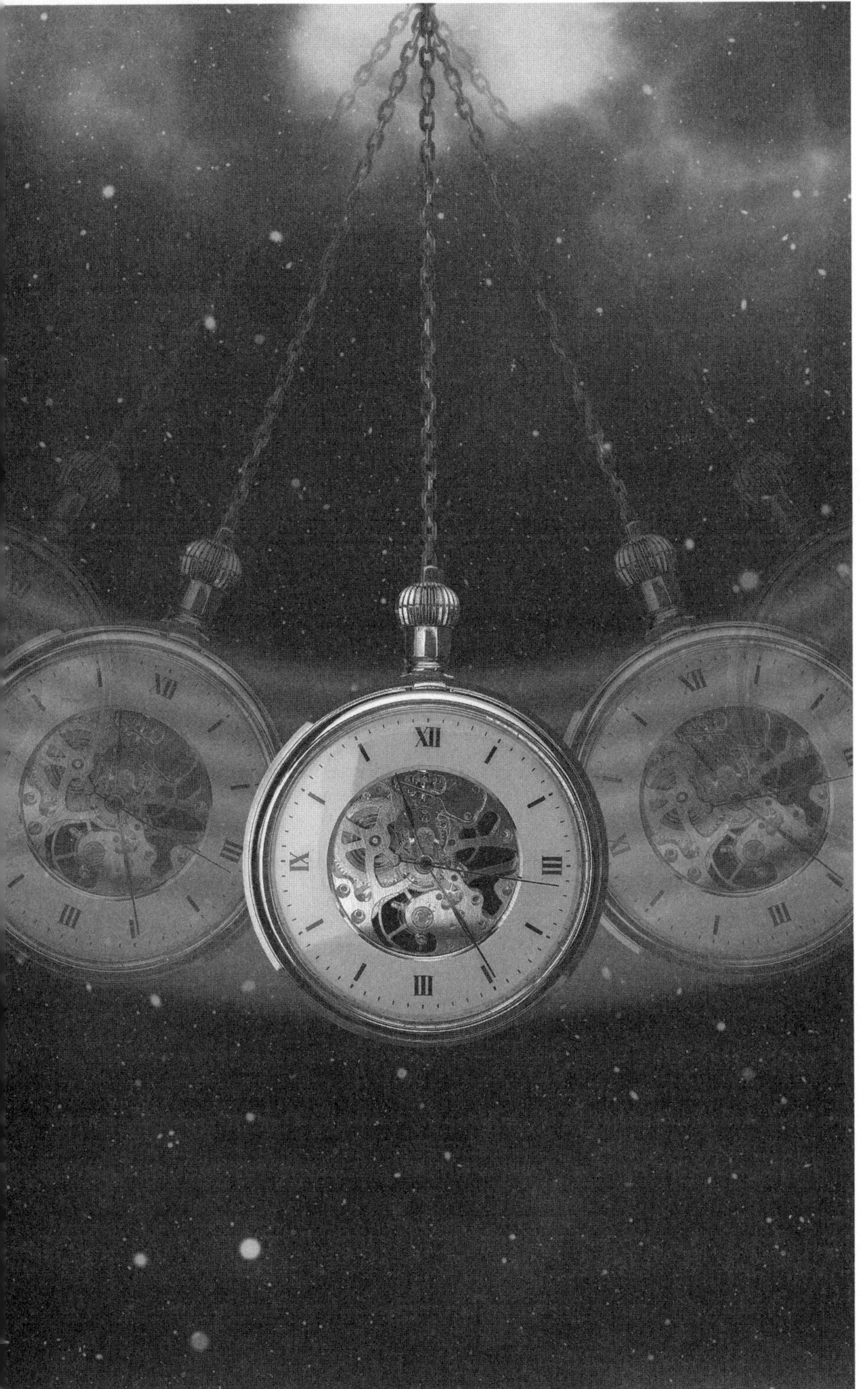

Inhalt

Vorwort von Prof. Dr. med. Jochen A. Werner

Aktuell wird es keinen wirklich nachhaltigen Ansatz zur Rettung der Welt geben. Der Klimawandel schreitet voran. Immer mehr Menschen sterben an den Auswirkungen, viele Schicksale sind uns verborgen und kaum spürbar. Die Klimakonferenzen mit den überbordenden Aufmärschen von Lobbyisten feiern sich weiter, verzweifelte junge Menschen kleben sich auf vielbefahrenen Straßen und an prominenten Lokalitäten fest oder beschmeißen Gemälde mit Abfällen unterschiedlicher Art. Ernüchternd, oder? Zur Beruhigung für die aktuell agierende Babyboomer-Generation lässt sich aber festhalten, dass sie es mehrheitlich für ihre letzten Lebensjahre noch ohne tiefgreifende Veränderungen schaffen wird.

Auf keinen Fall will ich Ihnen irgendeine Hoffnung auf Besserung nehmen. Ich möchte Sie nur dazu ermutigen, nicht auf die Aktivitäten und Beschlüsse anderer zu warten, sondern sich selbst um Ihren kleinen Mikrokosmos zu kümmern. Und dazu gehört maßgeblich Ihre Gesundheit. Darüber, was eigentlich gesund und was krank ist, lassen sich ganze Bücher schreiben. Darum geht es den beiden Autoren von »Ageless« aber im Kern gar nicht. Sie wollen Ihnen Wege aufzeigen, vital und gesund zu altern.

Als mich Michael Curth und Matthias Vette um ein Vorwort zu ihrem Buch baten und mir ihre Ansätze erläuterten, auch über klassische Denkweisen der Medizin hinaus, brauchte ich für meine Entscheidung nicht lange. Gerne habe ich diese Aufgabe übernommen. Nun werden sich wieder einige Kritiker zu Wort melden und die Frage aufwerfen, wie ich als Schulmediziner das denn tun kann. Darauf antworten würde ich mit: »Weil ich die Grenzen der Schulmedizin seit über vierzig Jahren kenne und weiß, dass die Wahrheit nicht selten nur durch Offenheit für ergänzende Behandlungsverfahren zu erzielen ist.« Schulmedizin ist für mich ohne jedes Wenn und Aber der Behandlungsstandard für diverse und besonders für ernsthafte Erkrankungen. Verlässt man aber den Bereich der Therapie manifester, auch lebensbedrohlicher Erkrankungen und wendet sich dem Thema der Prävention zu, wird das Eis für die Schulmedizin schon dünner, kann sie hier doch mit deutlich weniger Studien aufwarten. Und zu diesem Themenkomplex gehören dann auch Teile der sogenannten Longevity-Bewegung, dem Streben nach Langlebigkeit, das sich aktuell in den USA verbreitet. Länger als 100 oder auch 120 Jahre zu leben, dieser Wunsch wächst bei vielen. Dies aber mit einer möglichst stabilen Gesundheit.

Zum Thema der Langlebigkeit gehört auch das sogenannte Anti-Aging, zu dem es eine ganze Reihe spannender Erkenntnisse der modernen Medizin gibt. Die Epigenetik, die Psychoneuroimmunologie, die Neurobiologie und das breite Feld der Molekulargenetik liefern wertvolle Beiträge. Ich selbst habe mich dazu entschieden, in unserem Klinikum einen renommierten Professor einzustellen, der nicht nur das Thema »Mind-Body-Medizin« vorantreiben soll, sondern auch »Planetary Health«. Wir brauchen neue Ansätze. Gemäß dem Motto »Wer heilt, hat recht« soll dies sicherlich kein Freifahrtschein sein, aber wir dürfen und müssen uns öffnen und neugierig sein, andere Methoden und Zusammenhänge zu erforschen und gegebenenfalls natürlich auch anzuerkennen. Dies gehört darüber hinaus in die Universitäten, die sich solchen Themen nicht länger verschließen dürfen.

»Ageless« ist ein spannendes Buch, ebenso spannend wie der dazu konzipierte Online-Kurs. Weil die Anti-Aging-Codes so simple wie geniale Ansätze bringen und den Menschen dort erreichen, wo Jungsein und Zellgesundheit ansetzen. Einige dieser Codes sind geläufig.

Sie finden Anwendung bis in die Krankenhausmedizin. Was in diesem Buch aber neu ist, ist das Zusammenfassen der einzelnen Ansätze zu einem Gesamtkonzept des Anti-Agings.

»Aus Überzeugung jung« – so lautet ein genauso provokatives wie wahres Motto der Autoren, und es gilt auch für ihr Buch. Wenn man jung bleiben will, wenn man vital und gesund altern will, gibt es eine wesentliche Voraussetzung: Man muss davon überzeugt sein, und schließlich müssen die eigenen Glaubenssysteme und die Geisteshaltung dementsprechend ausgerichtet sein.

Bei dieser neuen Einstellung wollen Ihnen die beiden Autoren helfen. Dazu geben Ihnen Dr. Michael Curth und Matthias Vette zehn von ihnen entwickelte Codes an die Hand, die im Zusammenhang mit Anti-Aging schwergewichtig sind und bei konsequenter Anwendung das Leben mancher um Jahrzehnte verlängern können. Die Autoren tragen Wissen zusammen, das sowohl von den Schamanen des Amazonas stammt als auch von Wissenschaftlern auf der ganzen Welt, die heute aktuell an den Themen »Aging« und »Anti-Aging« arbeiten.

Die ersten fünf Anti-Aging-Codes beziehen sich darauf, den physischen Körper zu optimieren, die anderen fünf fokussieren auf die mentale und emotionale Ebene. Dieser Ansatz ist erfrischend neu: dass die Autoren den Menschen im Zusammenhang mit Anti-Aging als Einheit von Geist, Körper und Seele sehen und Handlungsanweisungen für alle Dimensionen menschlichen Lebens geben.

Aus Überzeugung jung ...! Am Ende präsentieren die Autoren einen Mastercode zum Anti-Aging. Mit dem Mastercode soll ein neues Bewusstsein für ein vitales und gesundes Altern entwickelt werden – ein Bewusstsein, das den Einsatz der zehn Codes erst zu seiner vollen Wirkung entfaltet.

Wenn Sie sich also damit befassen, ein möglichst hohes Alter würdevoll und vital zu erreichen, dann ist dieses Buch eine, wenn nicht sogar *die* individuelle Kurzanleitung dafür. Seien Sie gespannt!

Ich wünsche mir, dass sich die Leserinnen und Leser den einen und anderen Ansatz von »Ageless« zu eigen machen und damit beginnen, ihre Lebensform zu ändern. Das hätte nicht zuletzt auch einen Einfluss auf die uns alle immer stärker belastende Volksgesundheit.

Ihnen ein langes und junges Leben!

Ihr
Jochen A. Werner

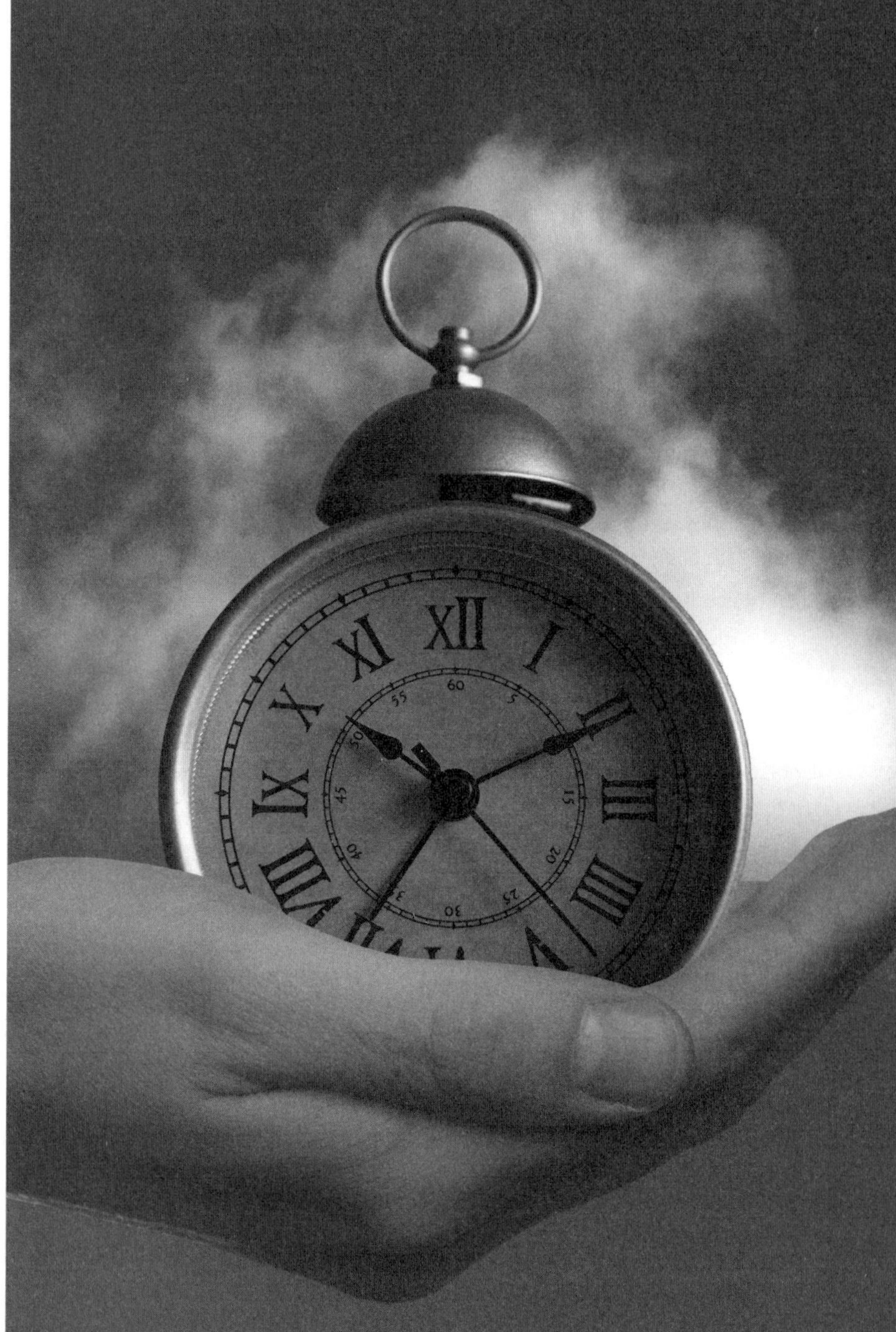

1.

Einleitung

Zum ersten Mal stellen wir Ihnen hier ein System vor, mit dem Sie vital und gesund ein hohes Alter erreichen können. Entscheidend dabei ist die Qualität des Lebens an jedem Tag. Für den Anti-Aging-Code – der wiederum 10 verschiedene Codes und einen Mastercode umfasst – bedienen wir uns eines Wissensspektrums von der Urzeit und den Schamanen bis hin zu hochmodernen Forschungsergebnissen aus der Epigenetik und der modernen Medizin. Uns war es wichtig, dieses Wissen so verständlich aufzubereiten, dass es allen ermöglicht wird, es in ihren Alltag zu integrieren.

In einigen Kapiteln wird Ihr Verstand sofort sagen: »Das weiß ich doch!« Dann sollten Sie sich die Frage stellen, ob Sie es denn auch leben. Andere Kapitel werden Ihren Verstand sicherlich provozieren. Bitte bewahren Sie sich trotzdem eine gewisse Offenheit für die Informationen und sammeln Sie eigene Erfahrungen durchs Ausprobieren. Dann werden Sie mithilfe des Anti-Aging-Codes einen bemerkenswerten, ja enormen Erfolg hinsichtlich eines vitalen und langen Lebens haben.

Extra-Infobox

Die **Epigenetik,** ein Forschungszweig der Biologie, beschäftigt sich mit der Frage, welche Einflüsse auf ein Gen und somit auf eine Zelle einwirken und sie verändern, ohne dass eine Änderung der Erbsubstanz (DNA) stattgefunden hat. Demnach können auch unser Lebensstil sowie Umwelteinflüsse unsere Körperzellen verändern.

Motivation für das Buch

Unsere Motivation für den Anti-Aging-Code? Ganz einfach – wir sind selbst im besten Alter dafür. Vor vielen Jahren haben wir begonnen, uns aktiv mit dem Thema »Anti-Aging« zu beschäftigen. Dabei sind wir quasi von außen nach innen gegangen: von allmählich sich abzeichnenden Fältchen, Falten und einem veränderten Hautbild bis zum Thema der Zellalterung und der körperlichen »Wehwehchen«. Auf dieser Reise haben wir viele gute Ansätze, Trainings und Methoden in einzelnen Bereichen gefunden. Wir haben Kongresse besucht, sehr viele Gespräche mit Fachleuten aus der Ärzteschaft und Wissenschaft, mit Schamanen, Coaches und anderen Fachleuten geführt und spannende Erkenntnisse gesammelt. Vor allem haben wir aber eines entdeckt: Es gibt tolle Ansätze in einzelnen Bereichen wie beispielsweise Ernährung, Bewegung und Entspannung, jedoch fehlt die Verbindung der unterschiedlichen Ansätze zu einem ganzheitlichen Konzept.

Die Musik kann hier als geeigneter Vergleich dienen: Jedes Instrument, von einem begabten Menschen gespielt, klingt gut, aber ein Sinfoniekonzert ist erst richtig klasse, wenn mehrere Instrumente und vielleicht noch eine gute Stimme in Einklang und Harmonie gebracht werden.

Aus diesem Grundgedanken heraus ist unsere Idee für den Anti-Aging-Code entstanden. Wir verbinden die besten Ansätze der entscheidenden Kernbereiche für das Thema »Anti-Aging« zu einem Gesamtkonzept und stellen es interessierten Menschen zur Verfügung. Und noch etwas: Beständige Gesundheit und Vitalität liegen in Ihrer Hand! Man sollte das eigene Befinden weder an einen Arzt oder an andere Berater noch an eine Maschine delegieren. Der beste Heiler ist jeder Mensch für sich selbst.

Vor einiger Zeit fiel uns das Buch »Das Ende des Alterns« in die Hände. Der Autor, Prof. Dr. David Sinclair, begreift das Altern als »Krankheit«. Und siehe da, es gibt für das Altern keine sinnvolle biologische Erklärung. Es scheint fast so, als würden wir unser Leben und die Umwelt absichtlich so gestalten, dass wir unseren physischen Körper allmählich auf seinen Zerfall zusteuern lassen.

Aber es gibt Hoffnung! Wie wir später sehen werden, ist das Erreichen eines hohen Alters bei guter Gesundheit nur zu einem kleinen Prozentsatz genetisch bedingt. Zu den absolut größten Einflussfaktoren zählen unser Lebensstil und unsere Umwelt. Und daran können wir gezielt arbeiten.

Wir möchten mit diesem Buch eine möglichst breite Leserschaft ansprechen, deshalb haben wir vieles bewusst vereinfacht und in einem leicht verständlichen Sprachstil geschrieben. Aufgrund dieser Herangehensweise können wir auf die wissenschaftlichen Grundlagen natürlich nicht in dem Umfang und in der Tiefe eingehen, wie sich das manche wünschen mögen.

Robinson Crusoe, die titelgebende Hauptfigur des 1719 erschienenen Romans von Daniel Defoe, strandete auf einer einsamen Insel, wo er sich selbst helfen musste, um zu überleben. Damals gab es noch keine Produkte der Industrialisierung, sodass Crusoe eigentlich die ideale Umgebung für das Erreichen eines hohen Alters vorfand: frische Nahrung und Wasser, keine unnatürlichen elektromagnetischen Felder, viel Sauerstoff, Sonne und reichlich Bewegung.

Wenn wir diese Lebensweise mit unserer heutigen vergleichen, wundert es uns nicht mehr, dass wir durch moderne Medizin zwar durchschnittlich deutlich mehr Lebensjahre erreichen, das Altern aber häufig mit vielen körperlichen und geistigen Beeinträchtigungen bzw. Krankheiten einhergeht. Wir haben größtenteils sitzende Tätigkeiten und bewegen uns zu wenig, wir haben eine flache Atmung, essen jede Menge an künstlicher Fabrikationsnahrung, sind fast ständig elektromagnetischen Feldern (EMF) ausgesetzt (Mobilfunk, WLAN, Stromnetze) und sind zumeist gestresst. Das alles dominiert unseren Lebensstil und ist die Basis für die Art und Weise unseres Alterns.

Bevor wir uns mit den vielversprechenden Ansätzen beschäftigen, die aus diesem Dilemma herausführen, ist es hilfreich und gut, einige Grundlagen zum Altern kennenzulernen.

2.

Grundlagen – Aging und Anti-Aging

Wenn man sich mit den Themen des Alterns (Aging), Anti-Aging oder Reverse-Aging (Umkehr des Alterungsprozesses) beschäftigt, muss Folgendes klar sein: Der Mensch ist eines der komplexesten Organismen auf diesem Planeten. Und das bedeutet: Möchte man ansetzen, ein Konzept für das Erreichen eines vitalen, gesunden und hohen Alters zu entwickeln – und genau das machen wir in diesem Buch –, so muss dies ein ***ganzheitlicher*** Ansatz sein.

In der Zwischenzeit gibt es sehr viele Anti-Aging-Firmen, in die viel Geld von namhaften Reichen und Institutionen dieser Welt fließt. Oft entdecken und entwickeln diese Unternehmen einzelne Verbesserungen bzw. Fortschritte für den Weg des langsameren Alterns, die für sich genommen auch funktionieren. Aber im Gesamtzusammenhang unseres komplexen Organismus gehen die Effekte unter oder sind manchmal sogar kontraproduktiv.

Ein weiteres Argument für einen ganzheitlichen Ansatz sind die Forschungssubjekte. Wie wir später noch sehen werden, sind Einzeller hierbei besonders beliebt, weil sich deren Erforschung und die Auswirkungen von Eingriffen in ihre Erbinformation besonders gut messen lassen. Hierunter fallen beispielsweise Wimperntierchen (siehe in diesem Kapitel die Forschungsergebnisse zu Telomeren) und auch Bärtierchen, die als unsterblich gelten. Bärtierchen können sich in eine Art Tiefschlaf versetzen (sogenannte Kryptobiose), mit dem sie jahrzehntelang bei extrem kalten Temperaturen (Weltraum) oder in absoluter Trockenheit ohne Nahrung oder in radioaktiver Strahlung überleben. Lediglich Hitze vertragen sie nicht so gut. Aber auch die wertvollsten Erkenntnisse bezogen auf das Altern dieser Einzeller sind auf uns Menschen nicht ohne Weiteres übertragbar.

Warum altern wir eigentlich?

In unserem Körper gibt es zwei mächtige Gegenspieler: zum einen den Mechanismus des Alterns; zum anderen jenen der Homöostase – eine Kraft, die bemüht ist, alle wichtigen Körperfunktionen im Gleichgewicht zu halten.

Biologisches Altern äußert sich in Schäden, Krankheiten und Ungleichgewichten, die im Körper bis auf Zellebene stattfinden: So können beispielsweise auf Zellebene DNA-Schäden, Fehlfunktionen von Mitochondrien (das sind die Kraftwerke unserer Zellen) oder Abnutzung der Telomere (Schutzkappen an den Chromosomenenden) entstehen; dazu später mehr. Auf Körperebene können sich chronische Entzündungen entwickeln, es kann zu einer Erschöpfung der Stammzellen, zu Ungleichgewichten in Geweben, in Organen und im Hormonhaushalt kommen. Zudem gelangen aus der Umwelt Toxine und die Auswirkungen der EMF-Strahlung in unseren Körper.

Die Homöostase dreht sich im Wesentlichen um die Balance bei der Atmung, einen stabilen gesunden Blutdruck, die Regulation des Blutzuckerspiegels, die Kontrolle der Körpertemperatur sowie einen ausgeglichenen Säure-Basen-Haushalt, um nur die wichtigsten Funktionen zu nennen. Eine Stärkung und Unterstützung des Gleichgewichts dieser Balancefunktionen würde dauerhaft dazu führen, dass wir frei von Entzündungen und Krankheiten wären. Würde es also gelingen, die Kräfte des Alterns zu schwächen und im Gegenzug die Homöostase zu stärken bzw. ihr reibungsloses Funktionieren sicherzustellen, dann wären wir in der Lage, die Altersgrenze deutlich nach oben zu verschieben. Das heißt, zum einen würden wir älter werden, und zum anderen würden wir uns dabei eines hohen Maßes an Gesundheit und Vitalität erfreuen. Um dies zu erreichen, müssen wir die Wirkungsweise des Alterns und das Prinzip der Homöostase möglichst gut verstehen.

Altern ist ein hochkomplexer Mechanismus, der biologisch durch Hunderte von einzelnen Vorgängen beschrieben werden kann. Der Alterungsprozess beginnt im Grunde bereits mit unserer Geburt. Einer der Indikatoren für das Altern ist die Länge der ***Telomere.*** Telomere sind eine Art Schutzvorrichtung an den Enden der Chromosomenstränge, die sich in jeder unserer Zellen befinden. Diese Schutzkappen verkürzen sich bei jeder Zellteilung; wenn sie abgenutzt sind, signalisiert die Zelle dem Körper, dass sie nicht mehr benötigt wird und von der körpereigenen »Müllabfuhr« beseitigt werden möchte. Die Länge dieser Telomere lässt sich messen: Bei einem ungeborenen Kind im Mutterleib sind sie etwa 15.000 Nukleotid-Paare lang. Bei der Geburt sind die Telomere bereits um ein Drittel kürzer; im weiteren Verlauf des Lebens nehmen sie kontinuierlich ab. Die Telomere werden daher treffend als »Zündschnüre des Todes« bezeichnet. Wie wir später sehen werden, gibt es allerdings Möglichkeiten, diese Verkürzung gezielt zu verlangsamen und sie sogar umzukehren. Wie beruhigend, zu wissen, dass ein Enzym namens Telomerase die Telomere wieder verlängert bzw. die Endstücke der Chromosomen wiederherstellt. Sonst wäre es mit der DNA-Replikation (Verdopplung) in den Zellen schnell vorbei.

Extra-Infobox

Diese vielleicht wichtigste Entdeckung der Anti-Aging-Forschung wurde möglich durch ein extrem kleines »Versuchskaninchen«, das in jedem Teich, Fluss oder See lebt: das Wimperntierchen. Dieser Einzeller ist ein sehr beliebtes Forschungsobjekt in allen möglichen Bereichen der Medizin und der Biologie.
Auch die 2009 mit dem Nobelpreis für Physiologie oder Medizin ausgezeichnete Molekularbiologin Elizabeth Blackburn hatte dieses winzige Tierchen gewählt, um den Teil seiner Chromosomen zu untersuchen, der sie besonders interessierte, nämlich die Telomere.

Die Wirkung des Enzyms Telomerase, das Prof. Dr. Elizabeth Blackburn entdeckt hat, lässt allerdings im Alter deutlich nach. Deshalb ist es eines der Ziele des Anti-Aging-Codes, der Verkürzung der Telomere mit geeigneten Maßnahmen entgegenzuwirken.

Das Problem mit dem Altwerden und warum die Schönheitsindustrie so boomt

Warum fällt es uns heute so schwer, in Würde zu altern? Fast jeder Mensch will jung, vital und schön aussehen, sich stets von seiner besten Seite zeigen. Oftmals wird ein enormer Aufwand betrieben, nur um dieses perfekte Bild abzugeben. Häufig herrschen Unsicherheit oder sogar Angst, nicht perfekt (genug) zu sein.

Aus diesem Gefühl heraus beginnen die Menschen damit, zu manipulieren. Da werden Produkte verwendet, die eine normale Körperpflege weit übersteigen. Dann geht es weiter mit Eingriffen: von der Betäubung von Gesichtsnerven, dem Unterspritzen bestimmter Regionen im Gesicht bis hin zu Operationen, durch die ein junges und dynamisches Äußeres geschaffen werden soll.

Sollten wir uns nicht wirklich einmal fragen, wie es denn zu so einer gesellschaftlichen Entwicklung kommen konnte, die so viel Manipulation und sogar Schaden an der menschlichen Seele ermöglicht? Es geht nicht mehr um den Menschen mit seinen Werten, Charaktereigenschaften und seiner herzlichen Art – auch nicht um eine Lebensweise im Einklang mit der Natur. Stattdessen schicken wir die nachfolgenden Generationen in eine Welt der Maskeraden, der Künstlichkeit und eines Schönheitsideals, das nur wenige Abweichungen duldet und dem kaum jemand entsprechen kann.

Die gesamte mediale Welt hat eine Entwicklung genommen, die fernab vom menschlichen Dasein ist. Dort werden zum Großteil Menschen präsentiert, die dem Ideal entsprechen. Kaum ein Bild wird veröffentlicht, das nicht mittels technischer Hilfsmittel optimiert wurde. In gewissen Fernsehformaten werden junge Frauen öffentlich auf Laufstegen vorgeführt – und Millionen Menschen schauen zu. Welche Glaubenssätze bilden sich beispielsweise bei jungen Mädchen (und auch Jungen), die sich solche Sendungen ansehen? Bereits hier entstehen Prägungen und Vorstellungen, die sich sicher nicht vorteilhaft auf den Prozess des Älterwerdens auswirken.

Wir sollten uns besinnen, im eigenen Wirkungskreis Einfluss nehmen und damit beginnen, beispielsweise die natürlichen Methoden des Anti-Aging-Codes nicht nur bei uns selbst anzuwenden, sondern auch andere Menschen damit zu inspirieren. Wenn Menschen wüssten, was sie in ihrem Körper auf einfache Art und Weise verändern können, indem sie ein paar wenige Dinge im Alltag berücksichtigen, würde eine wahre Revolution beginnen.

Wir haben es in der Hand und es liegt in unserer Verantwortung, wie wir mit uns umgehen. Mit diesem Verständnis können wir auch die Menschen in unserem Umfeld dazu anregen, sich auf eine wohltuendere Art mit sich selbst und ihrem Leben zu beschäftigen.

Was sagt die aktuelle Forschung zum Thema »Altern und Anti-Aging«?

In den Naturwissenschaften werden verschiedene Theorien des Alterns sehr kontrovers diskutiert. Bislang fehlt ein allgemein anerkannter Konsens. Die Extremmeinung lautet, Altern als solches gebe es gar nicht, sondern dieser Vorgang gehe mit einer oder mehreren Krankheiten einher, an denen der Mensch schließlich stirbt, ganz nach der Devise »An irgendwas muss man ja sterben«.

Auf der anderen Seite des Meinungsprofils wird Altern durch eine Reihe von Schadensprozessen definiert, zu denen beispielsweise die bereits erwähnte Verkürzung der Telomere, eine verringerte Stammzellenproduktion oder Fehler bei Kopierprozessen von Zellinformationen gehören. Wir befinden uns noch in der Phase von Mutmaßungen, allerdings gibt es neuere Theorien, die quasi »harte« Forschungsergebnisse bei verschiedenen Tierarten und auch beim Menschen zum Kern ihrer Ratschläge und Betrachtungen machen.

Die meisten hoffnungsvollen ***neuen*** Ansätze gehen davon aus, dass wir in wenigen Jahrzehnten das Thema »Aging« verstanden haben und das Altern gut »therapieren« können. So bieten etwa Dr. Aubrey de Grey, Autor von »Niemals alt!«, und Prof. Dr. David Sinclair in seinem Buch »Das Ende des Alterns« viele optimistische Konzepte, die darauf abzielen, das Altern zu verlangsamen oder sogar umzukehren. Sergey Young, ein Investor in Anti-Aging-Firmen und -Technologien, geht sogar davon aus, dass wir in absehbarer Zeit bis zu 150 Jahre alt und langfristig über 200 Jahre alt werden können.

Wir meinen, dass genug Wissen vorhanden ist, um bereits heute mit geeigneten Maßnahmen anzufangen. Unter strikter Anwendung des Anti-Aging-Codes wird es gelingen, das biologische Alter zu senken und damit den Prozess des »gesunden Alterns« signifikant zu verlangsamen und hinauszuzögern. Dazu haben wir das »Code-System« entwickelt: Zum einen ist es an die akademische Medizin (»Schulmedizin«) angelehnt und zielt auf die Fitness des ***physischen*** Körpers ab; zum anderen bezieht es die ***emotionale*** und ***mentale*** Ebene ein, die für das Erreichen eines hohen Alters in voller Gesundheit und Vitalität ebenfalls unabdingbar ist. Nur ein solcher ganzheitlicher Ansatz führt dazu, dass Menschen gesund und vital altern können.

Wie bereits erwähnt, wird der Alterungsprozess hauptsächlich durch unseren ungünstigen Lebensstil sowie durch Umweltgifte und andere Schadstoffe beschleunigt und nur zu einem relativ überschaubaren Prozentsatz durch unsere Genetik. Insofern folgen wir David Sinclair von der Harvard Medical School sowie Sergey Young, die Altern als eine Krankheit verstehen. Der von uns entwickelte Anti-Aging-Code wird dazu führen, diese Krankheit erst möglichst spät ausbrechen zu lassen.

Allerdings soll diese Sichtweise niemanden beleidigen! Wir meinen *nicht,* dass alte Menschen, die recht fit sind, allein aufgrund des Alter(n)s schon als krank gelten sollen! Wir möchten vielmehr mit dieser drastischen Aussage die Menschen wachrütteln, damit alle erkennen, dass man die Dauer und die Qualität der Lebensspanne gezielt beinflussen und verbessern kann.

Die folgende Abbildung zeigt einige »Verstärker« schnellen Alterns.

Prohibitoren für physische und geistige Gesundheit

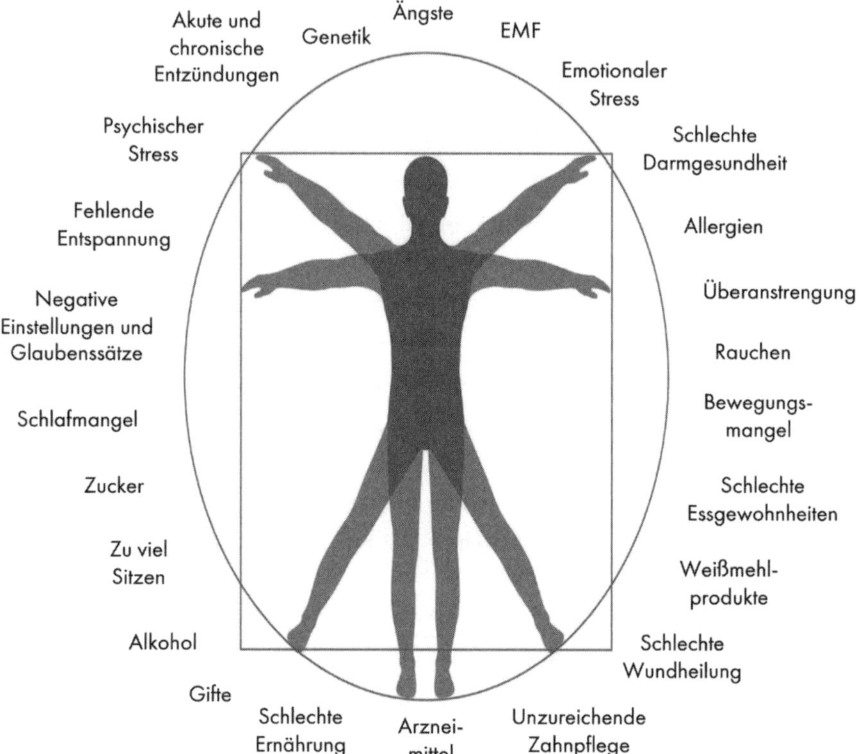

↑ << Katalysatoren für schnelleres Altern bzw. »Verhinderer« von umfassender Gesundheit >>

Besonders langlebige Menschen entwickeln chronische Krankheiten (hierzu zählen sowohl physische als auch kognitive Beschwerden) sehr viel später in ihrem Leben – falls überhaupt.

Es wird auch immer klarer, dass ein hohes Alter mit einer sehr guten Gesundheit verknüpft sein muss.

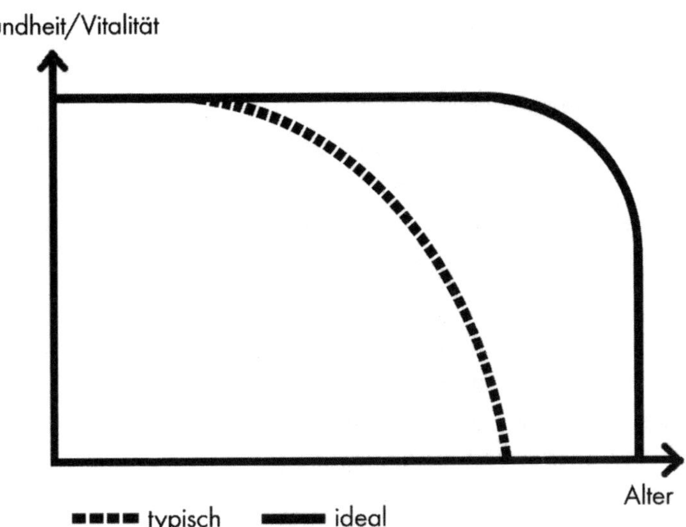

↑ << Zusammenhang zwischen Vitalität und Alter >>

Doch dazu später mehr. Zunächst werden wir uns mit unserem physischen Körper beschäftigen. Hier schauen wir uns zwei wichtige Themen an, die uns helfen, die später beschriebenen Anti-Aging-Codes richtig zu verstehen, und zwar zum einen das Langlebigkeitsgen FOXO und zum anderen die komplizierte Mechanik unserer Körperzellen.

Das Langlebigkeitsgen FOXO

FOXO (Forkhead-Box-Protein O) steht für eine Gruppe von Proteinen, die zuerst bei der Fruchtfliege (Drosophila Melanogaster) entdeckt wurden. Fehlt den Fruchtfliegen dieses Gen, entwickeln sie eine gabelförmige Veränderung ihres Kopfes, daher der seltsame Name »Forkhead« (»Gabelkopf«). Beim Menschen und bei allen Säugetieren wurden die FOXO-Gene 1, 3, 4 und 6 gefunden; sie sind an vielen zellulären Prozessen beteiligt, zu denen beispielsweise Stressresistenz, Zelltod und Stoffwechsel gehören. Verschiedene wissenschaftliche Studien bestätigen inzwischen, dass sie im Bereich des Alterns und der Langlebigkeit eine entscheidende Rolle spielen.

Daher sollte FOXO möglichst aktiviert werden, um ein verlangsamtes bzw. verzögertes Altern und eine hohe Lebenserwartung zu gewährleisten. Folgende Mechanismen wirken auf das Ein- und Ausschalten von FOXO:

1. Eine ***Kalorienbeschränkung (»kalorische Restriktion«)*** bei der Nahrungsaufnahme bis hin zu massivem Fasten begünstigt die vermehrte Ausschüttung von sogenannten Sirtuinen, die FOXO einschalten, also aktivieren. Sirtuine sind sehr wichtige multifunktionale Enzyme, die die Fähigkeit haben, viele andere Enzyme und Proteine zu modifizieren. Die Überproduktion von Sirtuinen kann auch durch die Einnahme von Nahrungsergänzungsmitteln erreicht werden (NADH oder NAD+) – allerdings ist der natürliche Weg immer vorzuziehen. Bei einem Langzeitversuch mit Rhesusaffen, die von Jugend an eine Diätkost erhielten, konnte das Risiko, eine altersbedingte Krankheit zu entwickeln, um den Faktor 3 gesenkt werden.

2. Ein weiteres Enzym, das FOXO einschaltet, ist AMPK (AMP-abhängige Kinase). Es hat eine wichtige Funktion bei der Regulation von biosynthetischen Vorgängen in der Zelle von Säugetieren. Seine Hauptaufgabe besteht darin, die Zellen vor Energiemangel (zu wenig Adenosintriphosphat/ATP) zu schützen. Einerseits führt es zu einer Erhöhung der Energie im Körper (Anhebung des ATP-Spiegels), andererseits gewährleistet es eine insulinunabhängige

Muskelarbeit. Diese erhöhte Energie wird durch die ***kontinuierliche Bewegung*** des Körpers wieder verbraucht, was wiederum die Produktion von AMPK anregt.

3. Daneben gibt es Enzyme, die FOXO abschalten oder hemmen. Eines davon ist das mTOR, ein wichtiges Regulatorenzym, das aus über 2000 Aminosäuren besteht. Damit FOXO durch mTOR nicht abgeschaltet wird, muss mTOR selbst gedrosselt werden; mTOR entsteht nach protein-, zucker- und fetthaltigen Mahlzeiten, kann also durch ***Fasten*** und ***viel Bewegung*** gehemmt werden. Der japanische Zellbiologe Oshumi erhielt 2016 den Nobelpreis für seine Arbeiten zum positiven Einfluss des Fastens auf die Autophagie. Bei der Autophagie handelt es sich sozusagen um die körpereigene »Müllabfuhr«, die Zellreste abtransportiert und somit das Entstehen von Entzündungen im Nachbargewebe verhindert.

4. Ein weiterer Faktor, der FOXO aufhält, ist der in der Leber hergestellte IGF-1 (insulinähnlicher Wachstumsfaktor), der ebenfalls gehemmt werden sollte, was wiederum durch ***Bewegung*** und ***Kalorienbeschränkung*** gelingt.

5. NF-κB (nuclear factor kappa light chain enhancer of activated B-cells) ist ein Faktor, der bei zu hoher Dosis, wie sie typischerweise in höherem Alter auftritt, zu Entzündungen und zu Krebserkrankungen führt. Auch hier gilt daher ein Hemmen als sinnvoll. Natürliche Inhibitoren sind Allicin, Quercetin, Curcumin und Ginkgo-Trockenextrakt. Diese Stoffe sind die wirksamen Bestandteile von Knoblauch, Soja, Zwiebeln, Gelbwurz (Kurkuma), Ginkgo, grünem Tee und rotem Palmöl. Für Extrakte aus Oregano, Kaffee, Thymian, Gewürznelke und Walnuss wurde sowohl in vitro (sprich: im Reagenzglas) als auch im Tierversuch eine deutliche Senkung überhöhter NF-κB-Werte nachgewiesen.

FOXO ist somit ein sehr wichtiges Gen, dessen Aktivierung vor allem mit Bewegung und Kalorienbeschränkung gefördert werden sollte. In Kapitel 4 werden wir uns damit intensiver auseinandersetzen. Die ersten Komponenten des Anti-Aging-Codes sind also ***Bewegung*** und ***Ernährung*** sowie ***Stressreduktion.***

Zellbiologie im Fokus: Telomere und Mitochondrien

In diesem recht sachlich gehaltenen Unterkapitel befassen wir uns mit der Zelle und ihren einzelnen Komponenten. Wer nicht so sehr an Details über die Zelle interessiert ist, kann diesen Abschnitt überspringen und direkt zum nächsten übergehen.

So wie das Atom lange Zeit die erkennbar kleinste Einheit in der Welt der Physik zu sein schien (griechisch *atomos* = unteilbar), so wurde die Zelle lange als kleinste Einheit der Körper aller Lebewesen angesehen. Die Quantenphysik beschäftigt sich mittlerweile jedoch mit Teilchen, die weitaus kleiner als das Atom sind und die anderen Gesetzmäßigkeiten gehorchen, ja sogar nicht einmal mehr Teilchen im Sinne einer Definition von Materie sind, sondern unter Umständen als Welle bzw. Schwingung auftreten.

Heute wissen wir aus dem Biologieunterricht, dass die menschlichen Körperzellen aus vielen Einzelteilen bestehen, die unterschiedliche Aufgaben haben. Trotzdem kann man die Zelle als kleinste lebendige Einheit betrachten. Mit ihr und ihren Bestandteilen muss man sich auch beschäftigen, wenn man über Möglichkeiten einer gesunden Verlängerung des Lebens nachdenkt.

Extra-Infobox

Die **Quantenmechanik,** die auf berühmte Physiker wie Max Planck, Erwin Schrödinger und Werner Heisenberg zurückgeht, beschreibt die Welt der subatomaren Teilchen (also der Teilchen, die kleiner als das gesamte Atom sind, wie Elektronen, Higgs-Teilchen, Quarks und Neutrinos etc.), und hier gelten die Gesetze der uns bekannten Newton'schen Physik nur noch sehr eingeschränkt:

- Würde man den Kern des einfachen Wasserstoff-Atoms auf die Größe eines Fußballs vergrößern (also auf etwa 20 cm), dann wäre das nächste Elektron 10 km weit entfernt. Die dazwischen liegende »Leere« ist in Wahrheit ein mit Energie und Informationen gefülltes Quantenfeld (auch »Nullpunktfeld« genannt), das auf Geist und Aufmerksamkeit reagiert. Dieses Feld durchdringt und umgibt Ihren gesamten Körper sowie das Universum.
- Geist und Materie sind hier untrennbar miteinander verknüpft – es ist unmöglich, sie zu trennen. Quantenpartikel reagieren auf den Geist, das heißt, der Geist beeinflusst die Materie, und Materie hat Geist.
- In der Quantenwelt lassen sich Teilchen manchmal als Welle, manchmal als Teilchen beobachten, und das Ergebnis hängt außerdem vom Beobachter bzw. von dessen Geist oder Aufmerksamkeit ab. Dieses Phänomen wird auch als »Welle-Teilchen-Dualismus« bezeichnet.
- Wenn Sie wirklich im jetzigen Moment sind, können Sie Ihr elektromagnetisches Feld um Ihren Körper bis zu 9 m weit ausdehnen: Dann sind Sie mehr Energie als Materie, mehr Welle als Teilchen und können etwas kreieren bzw. »in die Realität herbeidenken«, was Sie sich vorstellen.

Ein erwachsener Mensch hat bis zu 100 Billionen – oder anders ausgedrückt: 100.000 Milliarden – solcher Zellen, also eine im Grunde unvorstellbar große Anzahl. Der US-amerikanische Zellbiologe und Stammzellenforscher Dr. Bruce Lipton hat in verschiedenen Werken zu Recht darauf hingewiesen, dass wir Menschen uns immer für die intelligentesten Lebewesen halten und meinen, alles andere »unter uns«

sei weniger intelligent. Selbst unseren eigenen Zellen sprechen wir in der Regel keine bis wenig Intelligenz zu. Das stellt sich jedoch als Fehler heraus, denn in Wahrheit bilden unsere Zellen eine interaktive Gemeinschaft. Ihre Intelligenz und ihre Techniken, die wir immer noch nicht komplett verstanden haben, haben uns geschaffen. Bruce Lipton spricht in diesem Zusammenhang von der ***»Weisheit der Zellen«***.

Die Zellgesundheit spielt eine wesentliche Rolle als Basis für das Funktionieren des gesamten menschlichen Körpers. Erst wenn die Zellen keine wesentlichen Mängel haben, können wir mit Maßnahmen zur Zellverjüngung und damit zur Erreichung eines hohen Alters bei starker Vitalität ansetzen.

Ein Blick auf die wichtigsten Bestandteile der Zellen, nämlich die »Zellorganellen«, und auf ihre Funktion lässt erkennen, dass wir über alle Komponenten verfügen, damit die Zelle auch ein eigenes Lebewesen sein kann – was sie vor vielen Millionen Jahren als Einzeller tatsächlich war.

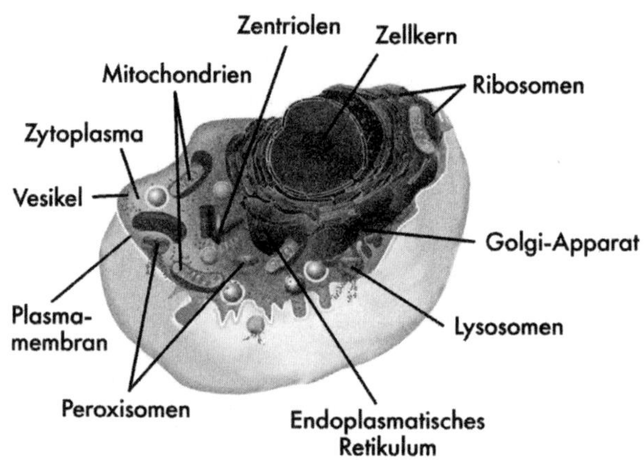

↑ << Aufbau einer Zelle >>

Der **Zellkern** enthält die Chromosomen als Hauptteil des Erbgutes und steuert außerdem die Zelle.

Das **endoplasmatische Retikulum** ist für den Stoff- und Flüssigkeitstransport sowie für die Synthese von Proteinen verantwortlich.

Die **Mitochondrien** sind die Kraftwerke der Zelle. Sie produzieren den »Kraftstoff« Adenosintriphosphat (ATP) und sind der Ort, an dem die Zellatmung stattfindet. Außerdem bauen die Mitochondrien Fettsäuren ab und wichtige Moleküle zusammen.

Die **Lysosomen** sind kleine Zellorganellen und für das intrazelluläre Recycling verantwortlich; sie zerstören Fremdkörper und lösen beim Tod der Zelle die Membran auf, damit sie aus dem System entfernt werden kann.

Die **Peroxisomen** sind ebenfalls kleine Zellorganellen und dienen primär zur Entgiftung der Zelle.

Die **Vesikel** sind kleine, runde Zellstrukturen und haben Transportaufgaben, sowohl innerhalb als auch außerhalb der Zelle.

Der **Golgi-Apparat** produziert die Vesikel und Lysosomen, hilft bei der Absonderung von Flüssigkeiten und bildet Hormone.

Die **Zentriolen** spielen eine wichtige Rolle bei der Zellteilung. Außerdem bilden sie feine Strukturen, mit denen Zellen unter anderem ihre Umwelt wahrnehmen und miteinander kommunizieren.

Diese Zellorganellen kommen also im menschlichen Organismus milliardenfach vor. Für ein hohes Alter bei guter Gesundheit ist es wichtig, dass sie innerhalb einer jeden Zelle sowie im Austausch mit den anderen Zellen möglichst perfekt funktionieren. Jede Fehlfunktion in der Gemeinschaft der Zellorganellen kann auch zu Problemen in der nächsthöheren Einheit führen, also zunächst in der Zelle, dann im Gewebe, schließlich in ganzen Organen usw.

Nun wollen wir uns ansehen, welche Prozesse sich innerhalb der Zelle bei zunehmendem Alter schwieriger gestalten und damit für die Zelle sowie für den gesamten Körper zu ***Gefahren schnellen Alterns*** werden:

Aluminium

Aluminium führt zu Fehlfunktionen der Mitochondrien und damit zu einer verringerten Produktion von ATP, also unserer Energie. Es schädigt außerdem unser Mikrobiom, sprich: die Gesamtheit aller in uns lebenden Mikroorganismen wie Bakterien, Pilze, Viren usw., die allesamt wichtige Aufgaben haben.

Seneszente Zellen

Das Vorhandensein von seneszenten Zellen (lat. *senescere* = altern), das heißt zu vielen Zellen, die nicht mehr richtig oder gar nicht funktionieren und sich insofern nicht mehr teilen, kann zu chronischen Erkrankungen, zu Tumoren und zu einem erhöhten Risiko für die chronische Lungenerkrankung COPD führen.

Verkürzte Telomere

Einige Wissenschaftler der Gerontologie (Altersforschung) betrachten die Verkürzung der Telomere als die eigentliche Ursache des Alterns.

Mangel an Sirtuinen

Ein Defizit an Sirtuinen und damit eine FOXO-Hemmung führt zu schnellerem Altern und kann außerdem erhebliche DNA-Schäden verursachen. Sirtuine sind in den letzten Jahren immer mehr in den Fokus der biologischen und medizinischen Forschung gelangt, weil sie viel Anlass zur Hoffnung geben im Rahmen der Krebsbekämpfung, aber auch bei Therapien zum Aufhalten der Zellalterung.

Keine Autophagie

Ein Zuviel an Zellmüll verhindert oftmals den nötigen Zelltod (Apoptose), sodass kein Abtransport der Zelle durch das Immunsystem erfolgen kann. Die nicht mehr benötigten Zellen entzünden in der Regel das umliegende Gewebe und können sogar zu Tumoren entarten.

Oxidativer Stress

Wenn freie Radikale nicht vom Immunsystem entfernt werden, entsteht oxidativer Stress. FOXO ist ein extrem wichtiger Verteidigungsmechanismus gegen oxidativen Stress.

DNA-Schäden

Durch endogene (innere) und exogene (von außen stammende) Faktoren kommt es immer wieder zu DNA-Schäden, wie z. B. Einzelstrangbrüchen sowie Einfügen oder Löschen von Basenpaaren. Glücklicherweise gibt es DNA-eigene Reparaturprozesse zur Behebung der Schäden. Bei Schlafmangel und zu viel Stress funktionieren diese allerdings nicht optimal.

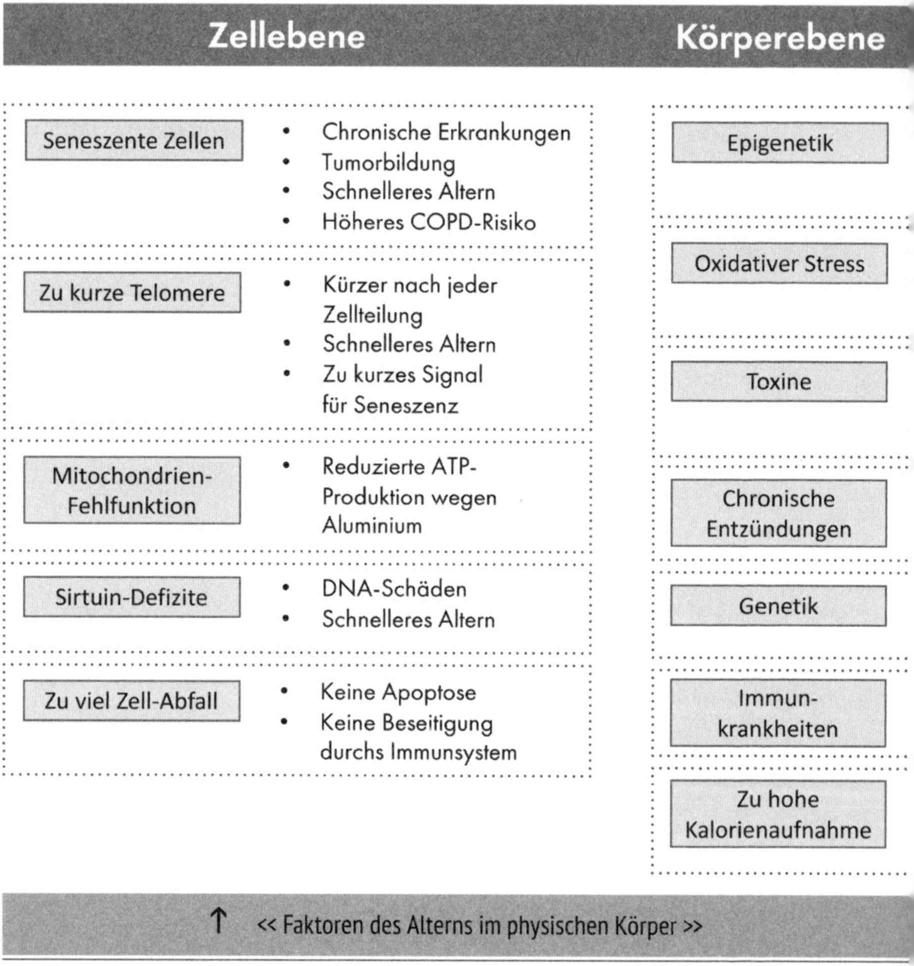

Zellebene		Körperebene
Seneszente Zellen	• Chronische Erkrankungen • Tumorbildung • Schnelleres Altern • Höheres COPD-Risiko	Epigenetik
Zu kurze Telomere	• Kürzer nach jeder Zellteilung • Schnelleres Altern • Zu kurzes Signal für Seneszenz	Oxidativer Stress
Mitochondrien-Fehlfunktion	• Reduzierte ATP-Produktion wegen Aluminium	Toxine
Sirtuin-Defizite	• DNA-Schäden • Schnelleres Altern	Chronische Entzündungen
Zu viel Zell-Abfall	• Keine Apoptose • Keine Beseitigung durchs Immunsystem	Genetik
		Immunkrankheiten
		Zu hohe Kalorienaufnahme

↑ << Faktoren des Alterns im physischen Körper >>

Chronische Entzündungen

Chronische Entzündungen im Körper können durch alle das normale Maß übersteigenden Reize (chemische, mechanische, thermische, elektromagnetische usw.) ausgelöst werden. Entzündungen entstehen beispielsweise durch Verletzungen oder Aufnahme von Fremdkörpern, aber auch durch unbehandelte Zahnstörfelder (Amalgam).

Umweltebene

• Schnelleres Altern via schlechte Ernährung und Lebensstil	EMF = Elektromagnetisches Feld	• Reduzierte Fruchtbarkeit • DNA-Schäden • Risiko von Autismus • Schäden der Steroidhormone
• Kern des Alterns • Freie Radikale werden nicht vom Immunsystem beseitigt	Toxine	• Risiko von MS, Alzheimer, Autismus • Aluminium schädigt Mitochondrien • Immunkrankheiten
• Aluminium macht Mitochondrien arbeitsunfähig • Schädigen die Darmflora		
• Keine Langlebigkeit		
• Beeinflusst Langlebigkeit nur zu 10–25%		
• Keine Langlebigkeit		
• Keine normalen Körperfunktionen • Alterserscheinungen		

Müde Stammzellen

Stammzellen trägt jeder Mensch bis ins hohe Alter in sich. Sie halten den menschlichen Organismus am Leben und sorgen für den Ersatz abgestorbener Zellen. Es kann jedoch zu einem Missverhältnis kommen, bei dem mehr Zellen absterben, als neue Zellen von Stammzellen produziert werden.

Schwache Reparaturwerkzeuge

Normalerweise erleidet jede Zelle täglich 50.000 Schäden, was eigentlich kein Problem ist, da Enzyme in der Lage sind, sie zu reparieren. Mit zunehmendem Alter gelingt es den Enzymen jedoch immer schlechter, die notwendigen Reparaturen durchzuführen. Aus dann entarteten Zellen können leicht Krankheiten wie Krebs oder Alzheimer entstehen.

Diese bei Weitem nicht vollständige Auflistung möglicher Schäden an und in den Zellen erscheint Ihnen gewiss besorgniserregend. Aber machen wir uns bewusst, dass unsere Genetik nur zu 10 bis 25 Prozent unser mögliches Alter limitiert. Den Rest macht unser Lebensstil aus, und den können wir mit den später vorgestellten Codes für gesundes Altern jederzeit so beeinflussen, dass uns die meisten dieser möglichen Schäden nichts anhaben. Hat diese Erkenntnis nicht etwas Beruhigendes?

Warum haben wir drei Alter: kalendarisches, biologisches und gefühltes Alter?

Als Kinder wollen wir immer älter und schon erwachsen sein, um irgendwie (scheinbar selbstbestimmt) dazuzugehören. Das ist zumindest unsere Erkenntnis aus eigener Erinnerung und aus Gesprächen mit Menschen in unserem Umfeld. Später wollen wir jugendlich sein und jung bleiben. Gerade wenn die sogenannte Midlife Crisis kommt, kämpfen viele mit dem Alter und wollen es nicht wahrhaben. Manche Menschen sagen, sie wären gern noch einmal zwanzig, aber bitte mit der Erfahrung von heute. Es ist schon ein Phänomen, wie sehr uns das Thema »Alter« und »Altern« in Beschlag nimmt.

Wenn wir die Volljährigkeit erreicht haben, stehen uns nahezu alle Möglichkeiten offen. Dann ist es kaum noch relevant, welches genaue Alter der Personalausweis deklariert; lediglich der Geburtstag ist relevant, um ihn zu zelebrieren. Wir lernen, entwickeln uns weiter, absolvieren eine Ausbildung oder ein Studium, folgen idealerweise unserer Berufung, reisen, verlieben uns, haben Liebeskummer, fallen hin und stehen (hoffentlich) wieder auf. Alles nach dem Motto »Den Tag mit Leben füllen und nicht das Leben mit Tagen«.

Unser ***kalendarisches*** oder auch ***chronologisches*** Alter ist das Alter, das in unserer Geburtsurkunde und in unserem Personalausweis steht.

Wenn wir morgens aufwachen, fühlen wir uns logischerweise nicht immer genau gleich. An manchen Tagen fühlen wir uns frisch und vital, wachen sogar einige Minuten vor dem Wecksignal auf und freuen uns auf den Tag. An anderen Tagen ist unsere Laune am Boden; der Körper fühlt sich bleiern an, wir wollen am liebsten liegen bleiben und uns die Decke über den Kopf ziehen. Das liegt auch am sogenannten Biorhythmus: Zu unterschiedlichen Zeiten und in unterschiedlichen Phasen sind wir voller Energie, zu anderen Zeiten brauchen wir die Möglichkeit, Energie zu tanken. Die Krux ist nur, dass wir der inneren Uhr in unserem heutigen Alltag kaum noch Aufmerksamkeit schenken. Die äußere Uhr mit all den Anforderungen und Pflichterfüllungen »tickt« scheinbar lauter als das Gefühl und die Botschaften der inneren Uhr. Da scheint es doch kein Wunder, dass man heute von der übermüdeten Gesellschaft spricht und die Zahl der Burn-out-Fälle signifikant steigt.

Unser ***gefühltes*** Alter hängt davon ab, wie unser Leben gerade verläuft. Wie sehr wir gestresst sind, unter Druck stehen oder uns in einem Zustand von Entspannung befinden und uns wohlfühlen.

Extra-Infobox

Chronologisches Alter der ältesten Tiere		
Ältestes Tier	Riesenschwamm A. joubini	10.000 Jahre
Älteste Koralle	Schwarze Koralle Leipathes	4265 Jahre
Älteste Muschel	Islandmuschel »Ming«	507 Jahre
Älteste Schildkröte	Aldabra-Riesenschildkröte »Adwaita«	256 Jahre
Ältester Koi-Fisch	»Hanako«	226 Jahre
Ältester Wal	Grönlandwal	200 Jahre
Ältester Elefant	»Lin Wang«	86 Jahre
Ältester Andenkondor	»Thaoo«	80 Jahre
Ältestes Pferd	»Ol' Billy«	62 Jahre

Aber liefert uns das gefühlte Alter auch einen Rückschluss auf unser ***biologisches bzw. »funktionales«*** Alter? Nein, nicht wirklich. Wer etwa im Besitz einer hochmodernen Sportuhr ist, die den Biorhythmus messen kann und daraufhin Trainingsempfehlungen gibt, wird feststellen, dass das Gefühl, wie sehr oder wie wenig man sich heute belasten möchte/sollte, oft nicht mit den Ergebnissen der Messungen übereinstimmt.

Unser biologisches Alter ist weitgehend losgelöst von unserem kalendarischen Alter, das unseren tatsächlichen Lebensjahren entspricht. Über unterschiedliche Methoden können wir unser biologisches Alter messen. Ist es nicht eine wirklich gute Nachricht, dass wir unser biologisches Alter direkt beeinflussen können? Und genau darum geht es in diesem Buch. Wir zeigen einfache Tools und Methoden, wie Sie Ihr ***biologisches Alter senken*** können und damit Ihre Zellgesundheit und Vitalität optimieren.

Zusammengefasst können wir sagen, dass wir jenes Alter haben, das im Personalausweis dokumentiert ist, und unser biologisches Alter sowie unser gefühltes Alter ***leben,*** das direkt von unserem Biorhythmus beeinflusst wird.

Bestimmung des biologischen Alters

Mit einem bestimmten Alter ist normalerweise ein gewisser Alterungsprozess verbunden. Wie die Erfahrung zeigt, verläuft diese Entwicklung allerdings nicht immer synchron und das kalendarische oder chronologische Alter geht bei unterschiedlichen Menschen mit einem oft sehr voneinander abweichenden Grad von Alterungsvorgängen einher. Hinzu kommt, dass die allgemeine Leistungsfähigkeit letztlich eine Funktion des biologischen Alters ist. Das biologische Alter, das die Lebensqualität entscheidend mitbestimmt, kann dem kalendarischen Alter sowohl vorauseilen (»Die Sorgen haben sich in sein Gesicht gegraben«) als auch hinterherhinken (»Du hast dich echt gut gehalten«). Letzteres sollte das angestrebte Ziel eines jeden Menschen sein. Das biologische Alter ist daher quasi die Summe des chro-

Extra-Infobox

Prima! Das dachte sich der 47-jährige Anwalt, der 1965 der 90-jährigen Jeanne Calment ihre Wohnung in Arles/Südfrankreich für eine monatliche Leibrente von 2500 Francs (damals etwa 500 Dollar) abkaufte. Natürlich war auch verhandelt worden, dass er die Wohnung zu Lebzeiten von Madame Calment nicht verwerten durfte. Als der Anwalt 30 Jahre später im Alter von 77 Jahren an einem Krebsleiden starb, war Jeanne Calment »erst« 120 Jahre alt und nahm ihren ersten Rap-Song auf. Noch als 100-Jährige fuhr sie mit dem Fahrrad und führte ihr Wohlbefinden auf ihren regelmäßigen Genuss von Olivenöl, Knoblauch, Gemüse und Portwein zurück. Sie starb 1997 mit 122,5 Jahren als älteste Frau der Welt.

nologischen Alters plus aller körperlichen und seelischen Einflüsse. Idealerweise ist es signifikant niedriger als unser chronologisches Alter.

Das biologische Alter ist messbar. Es gibt eine Vielzahl von Verfahren, die den Lebensstil eines Menschen anhand von Fragebogen oder Tests erfassen und daraus das biologische Alter zu ermitteln versuchen. Andere Verfahren wiederum zielen direkt auf körperliche Messwerte ab. So kann man beispielsweise die Länge der Telomere im Blut messen, oder man kann die Herzratenvariabilität oder die Pulswellengeschwindigkeit erfassen.

3.

Die Mind-Body-Medizin und die Architektur des Anti-Aging-Codes

Es ist fast klar, dass es so kommen musste. Die akademische Medizin, im Volksmund auch »Schulmedizin« genannt, muss sich möglichst zügig damit arrangieren, dass der Geist über den Körper (Materie) herrscht, und auf Sicht ihre Lehrbücher umschreiben (vergleiche hierzu auch die Extra-Infobox zur Quantenmechanik in Kapitel 2). Anders sind Spontanheilungen oder Placebo-Effekte (bei denen z. B. vermeintliche Medikamente verabreicht werden, die gar keine Wirkstoffe haben, aber die gewünschte Wirkung beim Patienten erzielen) nicht erklärbar. Die Selbstheilungskräfte des Körpers werden im Wesentlichen von unserem gut eingestellten Geist aktiviert. Dazu werden wir im Folgenden noch kommen.

Wichtig ist in diesem Zusammenhang, dass diese Erkenntnis das Herzstück unseres Anti-Aging-Codes bildet. Neben den Maßnahmen, die geeignet sind, das gesunde Altern des physischen Körpers hinauszuzögern – also richtige Ernährung, Atmung, Entgiftung usw. –, werden wir auch Konzepte präsentieren, die sicherstellen, dass unser emotionales und mentales System auf Langlebigkeit eingestellt wird. Schon mit rein körperbezogenen Maßnahmen kann ein höheres Lebensalter erreicht werden. Eine signifikant höhere Lebenserwartung, verbunden mit sehr guter Vitalität und Gesundheit, werden wir jedoch nur dann erzielen, wenn wir beide Felder miteinander kombinieren.

Die Schulmedizin betrachtet den Körper sehr stark aus dem Blickwinkel einzelner Fachrichtungen, wie Onkologie, Orthopädie, Kardiologie, Dermatologie, Augenheilkunde, Hals-Nasen-Ohren (HNO) usw. Doch aus unserer Sicht gibt es heute immer mehr zwingende, richtige Ansätze, die den Menschen mitsamt seiner Umwelt berücksichtigen und das ***Zusammenspiel von Gedanken, Emotionen und Körperreaktionen als untrennbar und ganzheitlich*** begreifen. Der Körper ist ohne die Gedanken und Emotionen weder erklärbar noch therapierbar. Daher – und das ist in dieser Form neu – basiert der hier vorgestellte Anti-Aging-Code unbedingt auf der Einheit von Körper, Geist und Seele.

Blaue Zonen und morphogenetische Felder

Bevor wir auf die Besonderheiten und die Architektur der Anti-Aging-Codes eingehen, müssen wir auf die ***Blauen Zonen*** und das in ihnen wohnende Bewusstsein zu sprechen kommen.

Die Blauen Zonen, wie sie vom Amerikaner Dan Buettner erstmalig beschrieben wurden, sind Regionen auf der Erde, wo es eine hohe Zahl an gesunden und vitalen Hochbetagten gibt, wie z.B. eine Region im Westen Costa Ricas (Nicoya), die japanische Insel Okinawa (»Insel der Hundertjährigen«), ein Dorf auf Sardinien oder auch die griechische Insel Ikaria. Diese Orte und ihre Bewohner wurden von mehreren Universitäten untersucht, um die Geheimnisse für ein langes Leben zu erforschen. Die daraus gewonnenen Erkenntnisse finden sich auch in unseren 10 Anti-Aging-Codes wieder.

Die Senioren in den Blauen Zonen sind enorm rüstig. Gesundheitliche Beschwerden, chronische Erkrankungen, Depressionen, Herzinfarkte,

Schlaganfälle oder Krebserkrankungen treten dort höchst selten auf. Aber wie kommt das? Neben vielen Übereinstimmungen der Menschen in diesen Blauen Zonen hinsichtlich Ernährung, Geselligkeit, Bewegung, Glaube und Fröhlichkeit haben alle eines gemeinsam: das höhere Bewusstsein, dass sie vital und gesund sehr, sehr alt werden können. Die üblicherweise vorherrschenden Glaubenssätze, Altern sei »normal« und die damit verbundenen »Wehwehchen« ebenfalls, gelten bei ihnen nicht. Warum nicht? Nun, diese Zonen sind gewissermaßen regional abgeschirmt und liegen abgesondert auf Inseln oder sind jeweils durch starke Glaubens- oder Kulturgemeinsamkeiten miteinander verwoben. Das Bewusstsein der Einheimischen ist im Grunde separiert vom Bewusstsein der Bewohner der restlichen Welt. Sie leben ein einfaches Leben mitten in der Natur, in einer kleinen, guten Gemeinschaft von Familienmitgliedern und Freunden, wo man gemeinsam isst und sich Geschichten erzählt.

Extra-Infobox

900 Hundertjährige
Im Rahmen einer Studie an der Universität Okinawa wurden unter der Leitung des Altersforschers Makoto Suzuki jahrzehntelang rund 900 Hundertjährige untersucht. Was praktisch nicht gefunden wurde: Schlaganfälle, Herzkrankheiten, Diabetes, Krebs und Demenz. Neben anderen Faktoren führten die Wissenschaftler das vor allem auf die alten Regeln für Ernährung zurück.

Regel Nr. 1: »Nuchi gusui!« – »Lass Nahrung deine Medizin sein«, heißt es auf Okinawa.

Regel Nr. 2: »Hara hachi bu!« – »Iss nie zu viel, hör auf zu essen, wenn der Magen zu 80 Prozent gefüllt ist.«

Auf der Insel Okinawa ist folgerichtig neben einem Wasserfall auf einem Gedenkstein zu lesen: »Mit 70 bist du ein Kind, mit 80 ein Jugendlicher, und mit 90, wenn dich deine Ahnen in den Himmel rufen, bitte sie zu warten, bis du 100 bist. Dann könntest du darüber nachdenken.«

Interessanterweise haben diese Menschen auch wenig bis keinen Zugriff auf medizinische Betreuung, entweder weil sie zu abgelegen wohnen oder weil ihnen schlichtweg das Geld oder das Verständnis dafür fehlt.

Ein Schamane in den Hochanden Perus hat uns einmal gezeigt, was er bei einem Beinbruch seines Sohnes getan hatte: Er nahm zwei lange runde Stöcke, schiente das Bein mit selbst gefertigten Textilien aus Alpakawolle und versorgte es jeden Abend mit besonderen frischen Kräutern. Das Resultat? Das Bein war nach etwa der gleichen Zeit wieder funktionstüchtig wie eines nach der Gipsabnahme in unseren westlichen Gefilden.

Auch die sogenannten ***»morphogenetischen Felder«*** bzw. »morphischen Felder« spielen eine wichtige Rolle für unsere Anti-Aging-Codes. Der Begriff geht auf den britischen Biologen Dr. Rupert Sheldrake zurück, der sich um die Erforschung besonders verdient gemacht hat. Sheldrake machte zahlreiche Beobachtungen bei Tieren, denen neue Fähigkeiten von ihren Artgenossen in anderen Regionen oder auf anderen Kontinenten zur Verfügung standen, *ohne* dass sie überhaupt *direkten Kontakt* mit diesen weit entfernten Artgenossen gehabt hatten.

Ein Beispiel soll dies verdeutlichen: Wissenschaftler legten im Jahr 1952 für eine bestimmte Affenart auf der japanischen Insel Koshima Süßkartoffeln in den Sand. Die Affen waren sehr von der unerwarteten Köstlichkeit angetan, mochten aber die an den Kartoffeln klebende Erde und den Sand nicht. Einer der Affen kam nach einiger Zeit auf die Idee, die Kartoffeln in einem nahe gelegenen Fluss zu waschen, um sie vom Dreck zu befreien. Immer mehr Affen begannen diesem Beispiel zu folgen und die Kartoffeln vor dem Verzehr im Fluss zu reinigen, sodass innerhalb einiger Jahre beinahe alle Affen diesem neuen Brauch folgten. Noch viel interessanter war, dass auch Affen auf Nachbarinseln und auf dem Festland die Süßkartoffeln vor dem Verzehr zu waschen begannen, ohne jeglichen Kontakt zu den »Erfinder-Affen« auf der Insel Koshima. Die Idee war also im morphogenetischen Feld integriert und konnte daher im Bewusstsein dieser Affen beliebige Entfernungen überwinden.

Eine »Zugabe« ereignete sich später, als die Affen die Kartoffeln nicht mehr im Fluss, sondern im Meer zu waschen anfingen, was den Geschmack vermutlich etwas würziger machte. Und als die Wissenschaftler auf Nachbarinseln fuhren, um die Affen mit Kartoffeln zu versorgen, nahmen diese sie aus dem Sand und trugen sie sofort zum Waschen ans Meer.

Erreicht eine bestimmte Anzahl Affen (oder Menschen oder andere Tiere) ein höheres Bewusstseinslevel, kann dieses neue Bewusstsein von Geist zu Geist derselben Rasse weitergegeben werden.

Beim morphogenetischen Feld handelt es sich um eine Art allumfassendes Bewusstseinsfeld. Es ist ein sehr interessanter Erklärungsansatz, denn er gestattet auch Wissenschaftlern, sich dem Thema rational anzunähern. Aktuelle Thesen aus der Quantenphysik bieten eine solide Grundlage für seine Glaubwürdigkeit. Der Schweizer Psychologe C.G. Jung beschrieb dieses Feld bereits vor über 100 Jahren. Er nannte es das »kollektive Unbewusste«: eine tiefere psychische Schicht als die persönliche – eine Schicht, die einer kollektiven und informativen Struktur Ausdruck verleiht. Diese Struktur gibt es nicht nur bei Menschen, sondern auch bei allen Arten und Rassen in der Tier- und Pflanzenwelt, wie die Beobachtungen von Sheldrake zeigen.

Und nun kommt der entscheidende Punkt, der uns hieran interessiert: Wenn (fast) alle Menschen den Glaubenssatz vertreten, dass es »normal« sei zu altern, und das Alter immer mit irgendwelchen kleineren oder größeren Infekten oder Defekten verbunden ist, wenn also diese »menschliche Weltenmeinung zum Altern« vorherrschend ist, dann ist es enorm schwierig, die Maßnahmen zugunsten von »Vitalität, Zellverjüngung und hohem Alter bei guter Gesundheit« umzusetzen, selbst dann, wenn jemand mit Disziplin an die Umsetzung geht.

Deshalb haben wir eine besondere Bewusstseins-Methode entwickelt. Sie ist quasi der »Mastercode«, mit dem die anderen Codes zum Anti-Aging erst wirksam eingesetzt werden können (siehe Kapitel 6). Sie müssen zunächst Ihr Bewusstsein und Ihre Einstellung zum Altern ändern, sich also im Grunde von den normalen Glaubenssätzen zum Altern, wie sie in unseren Kulturen bestehen, »abkoppeln«, damit Sie die 10 Codes erfolgreich umsetzen können.

Erforderlich ist also ein geeignetes Selbstverständnis und ein förderliches Selbst-Bewusstsein; es muss möglichst vielen (am besten sogar allen) von uns gelingen, ein verändertes Bewusstsein zum Thema »Anti-Aging« zu kreieren, um unsere eigene »Blaue Zone« einzurichten.

Extra-Infobox

Im Jahr 1802 führte Thomas Young erstmals das **»Doppelspaltexperiment«** durch. Ohne auf die Details einzugehen, sei gesagt: Dabei stellte sich heraus, dass sich Lichtphotonen beliebig, entweder wie eine Welle oder wie Teilchen, verhalten können. Außerdem ergab sich, dass das Verhalten der Photonen stark von der Absicht des messenden Beobachters abhängig war. Sheldrakes Aussagen zufolge werden morphische Felder nicht nur durch Formen und Verhalten erzeugt, sondern auch durch Gedanken. Hier ist nun die Verbindung zum Welle-Teilchen-»Paradox« der Quantenphysik zu erkennen, denn wenn ein Gedanke das Verhalten von Photonen verändern kann, wird er auch die anderen subatomaren Teilchen betreffen. Gedanken prägen also den Stoff, aus dem die Welt der Materie gemacht ist. Die aus Überzeugungen geschaffene Realität beeinflusst umgekehrt auch Ihre Gedanken. Sehen Sie, was das bedeutet? Eine große Anzahl von Menschen, welche der ihnen innewohnenden Kraft nicht bewusst sind, wird gesteuert durch das physisch greifbare Kollektivresultat dieser durch Gedanken gemachten Welt. Gewaltige morphische Felder, dessen unbewusster Urheber der Mensch (auf kollektiver Ebene) selbst ist ...!

Architektur des Anti-Aging-Codes

Die 10 Codes helfen dabei, die erforderlichen Schritte auf der Ebene des Tuns, des Denkens und des Fühlens mitten im Alltag umzusetzen. Daher gibt es zu etlichen Codes ein eigenes Mentaltraining, das eine Änderung der Einstellung und des Glaubenssystems bewirken wird. Wir möchten Sie anleiten, ein günstiges Bewusstsein, Selbst-Bewusstsein und Selbstverständnis hinsichtlich der Zellverjüngung und des vitalen Alterns in sich zu tragen.

Deshalb bieten wir im Anschluss an jeden Anti-Aging-Code eine kurze Zusammenfassung der wichtigsten Maßnahmen zur Umsetzung des betreffenden Codes an.

Parallel zu diesem Buch werden wir Sie mit dem »Ageless«-Online-Kurs (siehe dazu Kapitel 7) unterstützen, mit dem wir es Ihnen erleichtern wollen, die einzelnen Codes in Ihrem individuellen Alltag einzusetzen. Der notwendigen Einstellungs- und Verhaltensänderung wird dabei viel Gewicht beigemessen. Wir werden von der ersten bis zur letzten Lektion darauf hinarbeiten, das allgemeine Dogma zum Thema »Altern und Anti-Aging« schrittweise abzulegen und eine eigene »Blaue Zone« zu kreieren (siehe Kapitel 6).

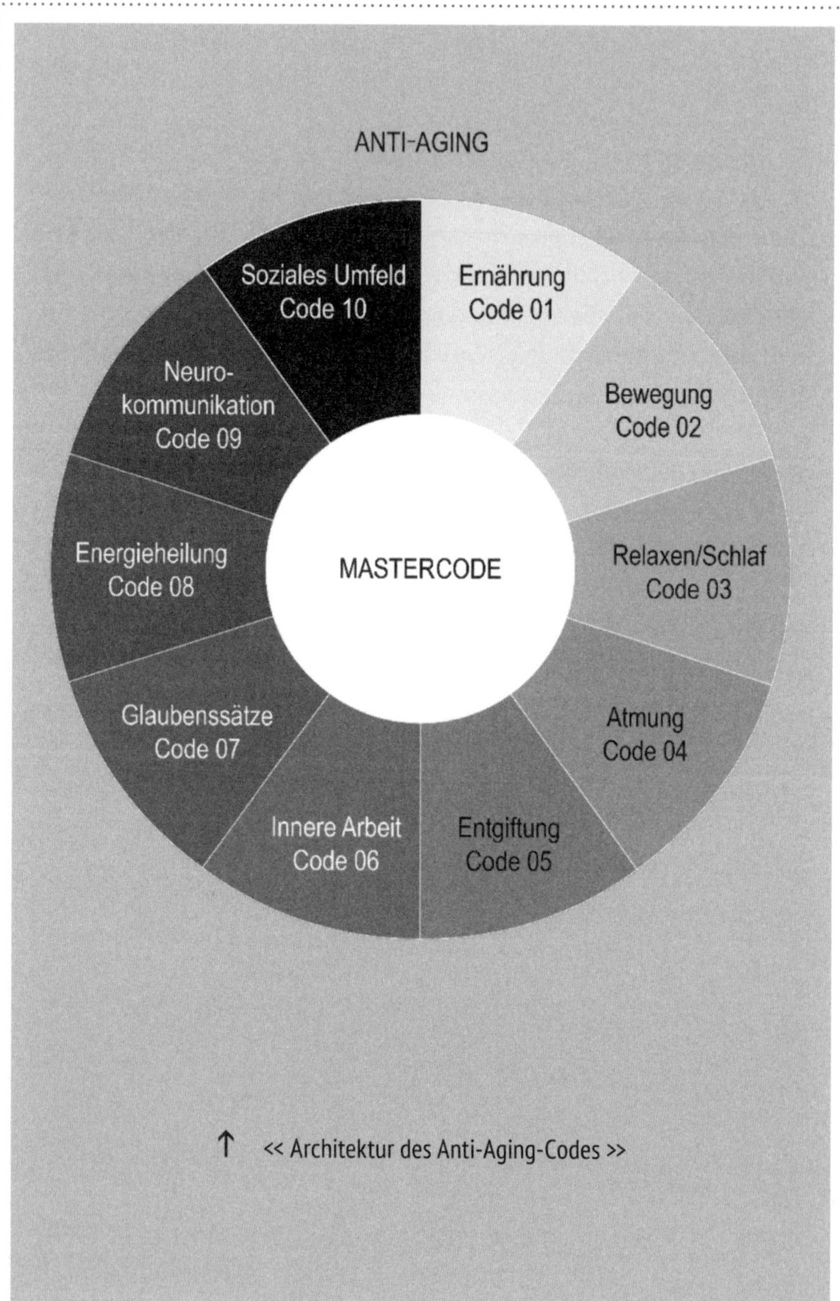

↑ << Architektur des Anti-Aging-Codes >>

4.

Verankerung des Anti-Aging-Codes im physischen Körper

Die in diesem Kapitel beschriebenen fünf Codes für Anti-Aging wirken direkt auf unseren physischen Körper und ermöglichen bei strikter Anwendung und im Zusammenspiel, die Lebenserwartung und ein gesundes Alter deutlich zu verbessern. Schauen wir uns die ersten fünf Codes einmal genauer an:

Ernährung	–	Code 01
Bewegung	–	Code 02
Relaxen und Schlaf	–	Code 03
Atmung	–	Code 04
Entgiftung	–	Code 05

Nach der Beschreibung jedes Codes finden Sie eine kurze Zusammenfassung, welche Komponenten der jeweils komplexen Inhalte für eine deutliche Verbesserung des Bio-Alters am wichtigsten sind. Wie bereits erwähnt, ergibt sich die volle Anti-Aging-Wirkung erst bei der Anwendung aller 10 Codes aus den Kapiteln 4 und 5.

Ernährung – Code 01

Es ist nicht verwunderlich, dass die Ernährung einen wesentlichen Teil des Anti-Aging-Codes ausmacht. Wir haben unseren Körper seit Jahr(zehnt)en täglich mit fester und flüssiger Nahrung versorgt. Die Nahrung steuert auch die Qualität unseres Befindens und die Zusammensetzung unseres Körpers.

Dabei geht es, wie wir noch sehen werden, sogar weniger um die Qualität unserer Nahrung. Zweifelsohne ist sie wichtig und steht daher in vielen Artikeln und Büchern im Mittelpunkt der Betrachtung. Viel entscheidender für gesundes Altern ist jedoch die Menge der aufgenommenen Nahrung.

Die Wirren der Diäten: Gebote und Verbote bei Nahrungsmitteln

Liest man sich in die Welt der Diäten und Empfehlungen für eine gesunde Ernährung ein, so befindet man sich in einem Dickicht von Theorien und Angeboten. Interessanterweise ist es schwierig, einen Konsens zu finden. Obwohl eine vollwertige organische Nahrung für einen gesunden Körper und ein hohes Alter enorm wichtig ist, scheint man sich in der medizinischen Forschung nicht einig zu sein, welche der verschiedenen Vorgaben sinnvollerweise zu befolgen sind.

So wird etwa Prof. T. Colin Campbell, der mit seinem Buch »The China Study« einen Appell für eine vegane oder zumindest vegetarische Ernährung veröffentlicht hat, von anderer Seite angegriffen, weil die

Struktur seiner Versuchsgruppen nicht fehlerlos gewesen sei und die Schlussfolgerungen daher möglicherweise unrichtig seien. Campbells Buch war wohl vor allem deshalb bahnbrechend, weil seine Versuchsgruppen über Jahrzehnte in Studien kontrolliert wurden und sich darin auch eine genügend große Zahl (Zehntausende) von Teilnehmern befanden.

Allerdings waren unsere Vorfahren weder Vegetarier noch Veganer; sie nahmen jedoch relativ selten tierisches Eiweiß zu sich. Man muss sie schon als »Allesfresser« einordnen, wenn auch mit einem hohen Fruchtanteil in ihrer Ernährung.

Wir meinen, dass es nicht die *eine* Ernährung für alle Menschen gibt. Manche brauchen Fleisch, um gesund zu bleiben, andere dagegen nicht. Es scheint aber zumindest einen Konsens bezogen auf die folgenden Aussagen zur Ernährung zu geben:

- Unsere Nahrung sollte aus Kohlenhydraten, Fetten und Proteinen, genügend Flüssigkeit und aus Vitaminen und Mineralien bestehen.

- Komplexe Kohlenhydrate (in Obst, Gemüse, Hülsenfrüchten und Vollkorn) sind einfachen Kohlenhydraten (Zucker, Laktose/Milchzucker und Weißmehl) vorzuziehen. Ebenso »darf« Gemüse wegen des niedrigeren Fruchtzuckergehaltes in höheren Mengen aufgenommen werden als Obst.

- Tierische Fette sollten reduziert werden, vor allem, weil durch hohe Erhitzung (Braten, Grillen) gehärtete Fette entstehen, die sich nachteilig auf die Gesundheit auswirken können. Kaltwasserfische wie Lachs, Hering und Makrele gelten jedoch als empfehlenswert, ebenso wie pflanzliche Fette mit hohem Omega-3-Anteil (Avocado, Nüsse, Hülsenfrüchte, Lein- und Olivenöl), da sie antientzündlich wirken. Wer gesättigte Fettsäuren (in tierischen Lebensmitteln wie Fleisch/Wurst, Eiern und Milchprodukten) durch ungesättigte ersetzt, lebt länger. Dabei ist zu beachten, dass Omega-3-Fette entzündungshemmend wirken und Omega-6-Fette in größeren Mengen eher entzündungsfördernd sind.

- Genügender Verzehr von hochwertigen Proteinen, die besser pflanzlicher als tierischer Herkunft sein sollten.

- Tägliche Aufnahme von genügend Flüssigkeit (v.a. Wasser, Tee, Frischsäfte).

Damit ergeben sich für eine Art **»Positivliste«** die folgenden Lebensmittel:

Algen	Äpfel (mit Schale)	Avocados
Bananen	Blaubeeren und andere Beeren	Bohnen
Brokkoli	Buchweizen	Butter
Eier	Erbsen	Fleisch (Bio, aber wenig Schwein)
Gemüse	Gewürze (v.a. Kurkuma, Ingwer usw.)	Grapefruit
Grünkohl	Hering	Kaffee
Karotten	Kartoffeln	Kefir
Knoblauch	Kohl	Kokosöl
Kokoswasser	Leinöl	Linsen

Mais	Makrele	Mandeln
Meeresalgen	Molke	Naturjoghurt
Nüsse	Olivenöl	Orangen
Paprika	Pilze	Rucola
Rote Bete	Rotwein (vor allem wegen Resveratrol)	Salate (Blattsalate)
Sauerkraut	Stilles mineralarmes Wasser (aus Glasflaschen)	Sojabohnen
Süßkartoffeln	Spinat	Tomaten
Tee (Kräutertee, grüner Tee, Matcha-Tee)	Vollkorn (Brot, Brötchen etc.)	Vollkornreis
Weizengras	Wildkräuter	Wildlachs
Zitronen		

Ernährt man sich ausschließlich von diesen Lebensmitteln, so hat man gute Chancen, sein Lebensalter bei erfreulicher Gesundheit um einige Jahre zu verlängern. (Zur Quantität der aufgenommenen Nahrung gleich mehr.)

Der Logik folgend gehören zu den »Dos and Don'ts« auch Verbote. Viele Erzeugnisse, die wir heute konsumieren, sind gar keine wirklichen Nahrungsmittel, geschweige denn Lebensmittel, sondern eher Sättigungsmittel, die zwar satt und dick machen, aber einen Mangel an Nährstoffen aufweisen und sogar ein gewisses Suchtpotenzial haben.

Auf der Liste der **zu meidenden Produkte**
stehen die folgenden:

Alkohol (bis auf wenige Ausnahmen wie Champagner und Rotwein in moderater Menge)	Fast Food
Fette Milchprodukte	Fettes Fleisch
Fettreicher Käse	Frittiertes
Industriell verarbeitete Nahrungsmittel	Kohlensäurehaltiges Trinkwasser
Margarine	Milch
Nikotin / Drogen / Chemikalien	Schweinefleisch
Softgetränke (Cola, Fanta usw.)	Süßigkeiten
Weißer Reis	Weißmehl und Weißmehlprodukte (Brötchen, Kuchen, Kekse, Nudeln etc.)
Wurstwaren	Zucker (weiß, raffiniert)

Regelmäßiges Fasten und Essgewohnheiten

Ein großer und wichtiger Baustein für ein langes Leben ist die Kalorienbeschränkung. Viele Studien haben gezeigt, dass das Fasten einer der größten Meilensteine für eine gute Gesundheit ist.

Wir essen nicht nur das Falsche, sondern wir essen unmäßig viel: zu große Portionen und in zu kurzen Intervallen. Schon 1996 hat die russische Ärztin Dr. Galina Schatalova ihr Buch »Wir fressen uns zu Tode« veröffentlicht. Sie war davon überzeugt, dass Menschen bei optimaler Nahrungsaufnahme durchaus ein Lebensalter von 150 Jahren erreichen können. Dabei sollen gemäß dem griechischen Arzt Hippokrates (um 460–370 v. Chr.) unsere Heilmittel unsere Lebensmittel und unsere Lebensmittel unsere Heilmittel sein. Schatalova meinte sogar, zur Aufrechterhaltung des Grundstoffwechsels (daneben gibt es noch den Leistungsstoffwechsel) reiche eine tägliche Kalorienaufnahme von 250 bis 400 Kalorien. Alles, was wir zu viel aufnähmen, belaste das System unnötig und zeitige einen relativ frühen Tod, anstatt dass wir 150 Jahre alt würden. Dazu führte sie verschiedene Studien mit Supermarathon-Läufern durch, von denen ein Teil gemäß Schatalovas Gesundheitsplanung und der andere Teil »normal« vorbereitet wurde. »Ihre« Läufer kamen lächelnd und scherzend ins Ziel, während die anderen zusammenbrachen und ärztliche Hilfe brauchten. Sie selbst starb im Alter von 95 Jahren, allerdings infolge eines Unfalls.

Nun darf man sicher die von ihr beschriebene Kalorienzahl nicht so ernst nehmen, da sie auf einer streng veganen Ernährung unter Zuhilfenahme von dehydrierten Nahrungsmitteln beruht, doch mit der ***Hälfte*** der heutzutage propagierten* täglichen Kalorienmenge (* für Männer mindestens 2000 bis 2500 kcal; für Frauen 1600 bis 1900 kcal) sollten wir prächtig auskommen.

Und gerade hier liegt der Trick. Die meisten essen bislang nach ihren Gewohnheiten: Frühstück, Mittagessen und Abendessen, oft noch zwei Zwischenmahlzeiten, dazu kleine Snacks. Das wird uns von klein auf beigebracht. Doch es sind falsche bzw. ungünstige Gewohnheiten. Denn eine bis zwei Mahlzeiten am Tag reichen vollkommen aus!

An keinem Ort auf unserem Planeten leben mehr Hundertjährige als auf der japanischen Insel Okinawa (siehe Kapitel 3). Im Rahmen einer groß angelegten Studie zeigte sich sehr schnell, dass die Okinawa-Bewohner die Langlebigkeit teilweise ihrer speziellen Lebensweise zu verdanken haben. Denn in Bezug auf Ernährung, Bewegung und Stressabbau verhalten sich die Hundertjährigen geradezu mustergültig – und dies vollkommen unbewusst. Sie folgen einfach ihrer Tradition. Die typische japanische Küche mit wenig Fleisch, viel frischem Gemüse, Soja und Fisch macht ihre Ernährung quasi von selbst fett- und kalorienarm, dafür reich an Antioxidantien. Und nach altem Brauch essen sie – wie erwähnt – nur so viel, bis sie sich ***zu 80 Prozent satt*** fühlen. Da die Einwohner dieser Tradition ihr Leben lang gefolgt sind und diese Gewohnheit auch an ihre Nachkommen weitergeben, ist das bis heute noch so.

Erinnern wir uns an unsere Vorfahren, die Höhlenmenschen: Aufgrund von Fressfeinden und mangels Kühlschränken hatten sie schon am Morgen oft nichts mehr zu essen. Abends war alles vertilgt worden, und am nächsten Tag begab man sich erst auf eine stundenlange Wanderung zwecks Nahrungssuche.

Extra-Infobox

Canto ist ein Rhesusaffe, der wie einige seiner Artgenossen kein tolles Anti-Aging-Mittel erhielt, sondern vom Beginn seines Erwachsenenlebens an eine Diät mit einer 30-prozentigen Kalorienrestriktion. Er sah wesentlich jünger aus als die Kontrollgruppe, d.h. als seine Artgenossen mit normaler Ernährung. Von der Kontrollgruppe überlebten dann auch nur 50 Prozent, während in der Testgruppe, also der Diätgruppe, mehr als 80 Prozent bis heute überlebt haben. Fazit: Wer weniger isst, wird älter.

Wir empfehlen zum Ausprobieren, das Frühstück komplett auszulassen, zu Mittag einen leichten Lunch und schließlich ein ausgewogenes Abendessen einzunehmen. Wenn man aus der Nachtruhe kommt und kraftvoll in den Tag starten möchte, kann ein ausgiebiges Frühstück kontraproduktiv sein, weil ein großer Teil der Energie für die Verdauung benötigt wird.

Bekannt aus den Medien ist die Ernährungsform 16:8, bei der 16 Stunden lang auf jegliche Nahrung verzichtet wird und innerhalb von 8 Stunden zwei Mahlzeiten eingenommen werden, ansonsten nur Flüssigkeiten wie Wasser und Tee (jedenfalls weder Alkohol noch Kaffee, noch Milch, die ohnehin als Nahrungsmittel zu rechnen ist, nicht »nur« als Flüssigkeit).

Eine extremere Form ist 20:4, bei der man nur in einem 4-stündigen Zeitrahmen pro Tag isst (z. B. zwischen 16 und 20 Uhr). Da der Körper von Mitternacht bis zur nächsten Mahlzeit von der Zuckerverbrennung in die Ketose (Fettverbrennung) umschaltet, verspürt man auch tagsüber nach kurzer Zeit (etwa eine Woche) keinen Hunger mehr.

Eine andere Form des Fastens sieht so aus, dass man z. B. 5 Tage pro Woche normal isst und an 2 Tagen auf Nahrung verzichtet. Zusätzlich könnte man ein- bis zweimal pro Woche das Abendessen ausfallen lassen (»Dinner Cancelling«).

Wichtig ist jedenfalls, dass man dem Körper eine Art »Minimal-Ernährung«

Extra-Infobox

Die **Ketose** ist im Grunde der Fettstoffwechsel. Normalerweise gewinnt Ihr Körper Energie aus Zucker. Glukose wird unter Zuhilfenahme von Sauerstoff in den Energielieferanten Adenosintriphosphat (ATP) umgewandelt. Sind für einen längeren Zeitraum keine Kohlenhydrate zur Energiegewinnung vorhanden, muss Ihr Körper sich anderweitig helfen. Sobald die Energievorräte Ihres Körpers aufgebraucht sind, beginnt in der Leber die sogenannte Ketogenese. In diesem Stoffwechselzustand wandelt Ihr Körper Fette und Proteine zu Energielieferanten um.

zuführt, zumindest im Vergleich zu dem, was er bisher in unserer Kultur gewohnt war. Der Körper produziert dann vermehrt Stammzellen sowie Immunzellen. Unser Immunsystem befindet sich zu 80 Prozent im Darm und kann am besten arbeiten, wenn der Darm nicht ständig belastet ist. Durch die reduzierte Nahrungsaufnahme werden auch weniger freie Radikale produziert, was zu einer signifikanten Abnahme von Entzündungen und zu einer steigenden ATP-Produktion der Mitochondrien, den Kraftwerken der Zellen, führt. Außerdem werden mehr Wachstumshormone ausgeschüttet, und das schädliche Bauch- bzw. Viszeralfett wird auf Sicht abgebaut.

Und zuletzt das Wichtigste, wie schon in Kapitel 2 erwähnt: Eine Kalorienbeschränkung durch Fasten führt zu einer überproportional hohen Ausschüttung von Sirtuinen, die das Langlebigkeitsgen FOXO einschalten.

Nahrungsergänzungsmittel

Herstellung und Vertrieb von Nahrungsergänzungsmitteln sind zu einem lukrativen Wirtschaftszweig geworden. Hinter dem Begriff stehen Wirkstoffe wie Vitamine, Mineralien, Enzyme, Proteine und Antioxidantien. Obwohl wir anstreben sollten, täglich möglichst viele dieser Wirkstoffe durch frische Bio-Nahrungsmittel aufzunehmen, wird uns das nicht vollständig gelingen. Einige dieser Wirkstoffe kann unser Körper nicht einfach herstellen. Damit Vitamin D im Körper gebildet werden kann, ist z. B. unbedingt Sonnenlicht auf unserer Haut erforderlich. Bei anderen Wirkstoffen werden wir deutlich unter der vom Körper benötigten Menge liegen, weil beispielsweise unser Obst und Gemüse nur noch einen Bruchteil des Nährstoffgehaltes aufweisen, verglichen mit dem vorigen Jahrhundert oder gar der Zeit vor Beginn der Industrialisierung. Außerdem werden Obst und Gemüse wegen der langen Transportwege häufig unreif geerntet, bergen also nicht (mehr) den vollen Wirkstoffgehalt.

Wir müssen demnach »zufüttern«, und zwar am besten mit qualitativ hochwertigen Produkten, um eine ausreichende Versorgung mit diesen Nährstoffen sicherzustellen. Andernfalls treten gerade dort Alterungsprozesse am stärksten auf, wo wir einen entsprechenden Nährstoffmangel haben. Besonders bei älteren Menschen häufen sich derartige Mangelerscheinungen, sodass hier Nahrungsergänzungsmittel sehr gut helfen. Im Folgenden werden wir die wichtigsten aufführen. Hinsichtlich der Dosierung verweisen wir allerdings auf Fachliteratur (siehe Literaturempfehlungen) und Ernährungsspezialisten, um hier zu einer auf die persönlichen Bedürfnisse abgestimmten Einnahmemenge zu gelangen.

Die fantastischen vier

Wir nennen hier die aus unserer Sicht wichtigsten vier Substanzen zur Nahrungsergänzung an erster Stelle.

Allen voran das ***Vitamin D3,*** das wohl am meisten unterschätzte Vitamin auf der Welt. Ein genügend hoher Spiegel zwischen 70 und 100 ng/ml beugt den meisten Krankheiten und Krebsarten vor, führt zu besserem Knochenvolumen, wirkt entzündungshemmend und kann das Risiko von Infektionen reduzieren, wie viele Studien gezeigt haben. Aufgrund der geringen Sonnenbestrahlung in unseren Breitengraden (gerade im Winter) ist eine Supplementation mittels Nahrungsergänzungsmitteln zu empfehlen, zumal nur wenige Lebensmittel nennenswerte Mengen an Vitamin D enthalten. Aber Achtung, Vitamin D3 steigert die Calcium-Aufnahme aus dem Darm und führt daher zu einer erhöhten Calcium-Konzentration im Blut. Damit diese Überschüsse nicht zu Verschlackungen führen, wird das Calcium unter anderem mithilfe von Vitamin K2 zur Einlagerung in unsere Knochen und Zähne gebracht.

Das ***Vitamin K2*** aktiviert v.a. zwei wichtige Proteine, die Calcium binden, und verhindert somit, dass es aufgrund einer zu hohen Vitamin-D3-Konzentration zu Ablagerungen in Blutgefäßen sowie zu Nierenproblemen kommt.

Vitamin C sollte ebenfalls zugeführt werden, da wir heutzutage nicht mehr genug über Obst und Gemüse aufnehmen können. Der Mensch kann (übrigens ebenso wie die Affen) Vitamin C nicht mehr selbst bilden – anders als in der Vorzeit. Ein Mangel kann durch qualitativ hochwertige Säfte, in denen Obst und Gemüse stark konzentriert wurden, verhindert werden. Von Zeit zu Zeit (vorzugsweise im Winter) können sogar Vitamin-C-Infusionen sinnvoll sein. Vitamin C ist ein starkes Antioxidans und kann als solches freie Radikale bekämpfen. Außerdem stärkt es das Immunsystem und kann vor Krebs schützen.

Die letzte Komponente dieses Quartetts ist das ***Magnesium.*** Es wird für viele Körperfunktionen benötigt, unter anderem die folgenden:

- Beteiligung an der Energieproduktion
- Förderung des Muskel- und Knochenaufbaus
- Entspannung der Muskulatur (auch die der Blutgefäßwände)
- Aufbau vieler körpereigener Proteine
- Unterstützung der Entgiftung
- Entzündungshemmung

Vitamin-B-Komplex

Die einzelnen Aufgaben und Funktionen der B-Vitamine im menschlichen Organismus hängen eng zusammen; sie arbeiten wie ineinandergreifende Zahnräder und haben gemeinsam vor allem für das ***Gehirn,*** die ***Nerven*** und den ***Energiestoffwechsel*** eine wichtige Rolle inne. Im Zusammenspiel unterstützen sie außerdem die ***Herzfunktion,*** das ***Immunsystem*** sowie die ***Zellteilung,*** um nur einige Beispiele zu nennen. Besonders bei Veganern und Vegetariern muss Vitamin B12 substituiert werden, das abgesehen von Algen und dem afrikanischen Moringa-Baum in Pflanzen nicht vorkommt.

Vitamine A und E

Vitamin A wird hauptsächlich in der Leber gespeichert und in Vorstufen wie z. B. Retinol mit der Nahrung aufgenommen. Ein Mangel führt zu Sehschwäche sowie einem eingeschränkten Immunsystem – somit zu einer Verkürzung der Telomere durch häufigere Entzündungen und zu rascherem Altern.

Vitamin E dient dem Zellschutz. Es wirkt wie Vitamin C als Antioxidans, indem es freie Radikale entschärft.

Makro- und Mikromineralien

Makromineralien werden täglich in größerer Menge benötigt, um die Funktionen jeder Zelle im Körper aufrechtzuerhalten sowie viele Prozesse wie Knochenwachstum und Energieproduktion zu unterstützen. Neben dem schon erwähnten Magnesium zählen zu den Makromineralien auch Kalium, Calcium, Phosphor und Natrium.

Extra-Infobox

Wir erinnern uns, **freie Radikale** sind aggressive Sauerstoffverbindungen, die Gewebe und Zellen schädigen können.
Sie können beispielsweise durch übermäßige UV-Strahlung oder Nikotinkonsum entstehen. Freie Radikale sind Moleküle, die ein »ungepaartes« Elektron aufweisen; dadurch sind sie äußerst reaktionsfreudig, weil sie eine starke Tendenz dazu haben, ein weiteres Elektron von einem potenziellen Reaktionspartner zu »stehlen«, um eine höhere chemische Stabilität zu erreichen.
Warum sind freie Radikale gefährlich?
Indem freie Radikale anderen chemischen Verbindungen ein Elektron entreißen, können essenzielle Bestandteile einer Zelle beschädigt werden, was die Zellfunktion stark einschränkt. Besonders problematisch sind dabei Schäden an der DNA einer Zelle, die dann zu den in Kapitel 2 erwähnten Kopierfehlern führen können.

Dagegen werden ***Mikromineralien (Spurenelemente)*** in mikroskopisch kleinen Mengen benötigt. Sie sind für einen gesunden Körper dennoch ebenso wichtig. Zu ihnen gehören Jod, Chrom, Eisen, Fluor, Kupfer, Selen und Zink, aber auch Bor, Nickel, Mangan und Silicium.

Ein Fehlen wichtiger Mineralien wird mit Sicherheit zu schnellerer Alterung führen.

Coenzym Q10

Das Coenzym Q10, auch Ubichinon genannt, ist ein vitaminähnlicher Stoff, den wir selbst herstellen und mit der Nahrung aufnehmen können. Q10 wirkt maßgeblich über die Beeinflussung von Enzymen auf die Zellgesundheit ein. Aufgrund hoher antioxidativer Kraft gilt Q10 als extrem wirkungsvoll bei der Bindung freier Radikale. Daneben verbessert es den Cholesterinspiegel und beugt Herzerkrankungen vor.

Da die Eigenproduktion des Körpers von Q10 mit zunehmendem Alter nachlässt und über die Nahrung nur geringe Mengen aufgenommen werden, sollte man Q10 in kleinen Mengen supplementieren.

Resveratrol

Dieser sekundäre Pflanzenstoff, der in den Schalen roter Trauben vorkommt, verdankt seinen Ruhm dem Phänomen des sogenannten »Franzosen-Paradoxons«: Jahrzehntelang hatten sich Wissenschaftler und Ärzte gefragt, warum Franzosen eine deutlich höhere Lebenserwartung haben als beispielsweise Amerikaner oder Deutsche und eine signifikant niedrigere Sterblichkeit durch Herz-Kreislauf-Erkrankungen. Bekanntlich essen Franzosen sehr fetthaltig (Käse, Croissants usw.) und erreichen trotzdem hohe Alterswerte. Das Geheimnis liegt offenbar im Rotwein, in dem durch das spezielle Kelterungsverfahren das Resveratrol 10- bis 20-mal stärker konzentriert ist als im Weißwein. Zusätzlich kommt seiner antientzündlichen Wirkung eine besondere Bedeutung zu. Neben den antikanzerogenen Eigenschaften sind auch positive Effekte hinsichtlich Arteriosklerose, Arthritis und Autoimmunerkrankungen zu beobachten. Die entzündungshemmende Wirkung von Resveratrol hilft außerdem dem älter werdenden Gehirn. Das dürfte auch der Grund sein, weshalb ältere Menschen, die nur moderat Rotwein konsumieren, ein geringeres Demenzrisiko haben.

NAD+ und NADH

Ein mächtiges Molekül ist ***NAD+,*** das in jeder Zelle vorkommt. Es ist eine Art Treibstoff, mit dem die Mitochondrien richtig funktionieren.

Wer zu wenig NAD+ im Körper hat, fühlt sich niedergeschlagen, Giftstoffe werden nicht mehr abgebaut und DNA-Schäden nicht repariert; all dies zeitigt letztlich unerwünschte Krankheiten und beschleunigt das Altern. Wie bei vielen anderen Enzymen und Coenzymen sinkt der Spiegel an NAD+ mit zunehmendem Alter. Die Folgen sind Energiemangel, schlechtere Entgiftung und auf Dauer eine gestörte Zellfunktion.

NADH ist an Tausenden Stoffwechselvorgängen beteiligt. Um Beispiele zu nennen: Es erhöht die Energie in den Zellen, repariert DNA, wirkt als Antioxidans, stärkt das Immunsystem, erhöht die Glückshormone Dopamin und Serotonin, verbessert die Durchblutung, lindert Schmerzen und erhöht die Libido.

»Was fehlt Ihnen?«

Diesen Satz hört man zuweilen, wenn man außerplanmäßig zum Arzt oder zur Ärztin kommt. Wir wollen hier aber auf etwas anderes hinaus: Im Medizinstudium wird früh gelernt, dass es sogenannte ***»essenzielle Nährstoffe«*** gibt. Das sind in Summe zwischen 40 und 50 Nährstoffe, die der Körper *nicht* selbst herstellen kann. Wir müssen sie über die Nahrung bzw. über Nahrungsergänzungsmittel zuführen. Viele Ärzte scheinen diesen Teil der Ausbildung allerdings schnell zu vergessen, denn selten wird systematisch und regelmäßig geprüft, welche dieser Stoffe bei den einzelnen Patienten nur in unzureichender Menge vorhanden sind. Diese Stoffe erstrecken sich auf alle wichtigen Nährstoffgruppen der täglichen Zellernährung.

Bei den ***Aminosäuren*** sind z. B. Tryptophan, Leucin und Lysin essenziell. Unter den ***Fettsäuren*** sind zwei essenziell: die Linolsäure (Teil von Omega-6) und die Alpha-Linolensäure (Teil von Omega-3). Von den ***Makromineralien*** sind beispielsweise Magnesium, Kalium und Natrium essenziell; bei den ***Mikromineralien*** sind es z. B. Jod, Eisen, Kupfer und Mangan. Schließlich sind fast alle ***Vitamine*** essenziell; Ausnahmen sind Vitamin D, das der Mensch durch Aufnahme von genügend Sonnenlicht selbst herstellen kann, oder Vitamine, die z. B. durch die im Darm lebenden Bakterien synthetisiert werden können.

In den westlichen Zivilisationen fehlen die folgenden Nährstoffe am häufigsten:

- Vitamin D, Vitamin B9 und Vitamin B12
- Magnesium
- Jod und Eisen
- Verschiedene Aminosäuren

Aus unserer Sicht ist es daher enorm wichtig, für jeden Menschen mittels einer Kombination aus Blut-, Urin- und Speichelproben zu ermitteln, welche der vielen essenziellen Nährstoffe fehlen, und gemäß der Diagnose ein maßgeschneidertes Programm zu entwickeln, damit die Mangel-Lage behoben wird.

Zusammenfassung Code 01 – Ernährung

- Ausgewogene Ernährung, wie beschrieben; Positiv- und Negativliste beachten.
- Kalorienbeschränkung vornehmen. Dies ist der größte Hebel beim Anti-Aging-Code 01: Nur eine oder zwei Mahlzeiten am Tag oder zwei Fastentage pro Woche einführen. Es gilt Qualität vor Quantität.
- Achtsam essen.
- Ausgehend von der Diagnose/Auswertung durch Fachleute: Was fehlt an essenziellen Nährstoffen? Defizite zum einen durch geeignete Nahrungsmittel, zum anderen mit Nahrungsergänzungsmitteln (einschließlich Aminosäuren) ausgleichen.

MENTALES BEWUSSTSEIN

Aus der Neurobiologie und der Gehirnforschung wissen wir, dass unser Verhalten zu über 95 Prozent durch unsere im Unterbewusstsein gespeicherten Muster (Gewohnheiten) gesteuert wird. Deshalb fällt es auch so schwer, unser Verhalten zu ändern: Wir sind uns unserer Muster eben nicht bewusst. Es gilt vor allem, die erwünschten Veränderung im Unterbewusstsein und auf der Zellebene zu installieren, um eine nachhaltige Wirkung zu erzielen. (Mehr Informationen über die Zusammenhänge werden in den Codes 06 bis 10 beschrieben.)

Wer in seinem Unterbewusstsein verinnerlicht hat: »Ich esse, was mir schmeckt«, »Ich kann nicht Nein sagen«, »Morgen ist auch noch ein Tag«, und dies eventuell noch gepaart mit dem Gefühl, nicht genug zu bekommen, der wird sich schwertun, seine Essgewohnheiten zu ändern bzw. eine kalorische Restriktion (Einschränkung) einzuhalten.

Eine erste Idee, sich mental neu auszurichten, kann über neue Einstellungen erfolgen wie: »Ich esse, was mir schmeckt und gut für meine Gesundheit ist«, »Ich liebe es, durch eine gesunde Ernährung voller Vitalität zu sein«, »Für meine Gesundheit und Vitalität achte ich gerne auf eine energiespendende Ernährung«, »Wie verändert sich meine Gesundheit und Leistungsfähigkeit, wenn ich weniger Kalorien zu mir nehme?«

Im Idealfall sieht ein mentales Training folgendermaßen aus:

Zu der gewünschten mentalen Einstellung lässt man sich 5 bis 10 positive Nutzen und Wirkungsketten einfallen, um die Wirkung durch Assoziationen und angenehme Emotionen zu verstärken.

Hier ein Beispiel:

Einstellung:
»Ich esse, was mir schmeckt und gut für meine Gesundheit ist.«

Nutzen und Wirkungsketten:

- »Ich fühle mich dadurch nach dem Essen wohl und energiegeladen.«
- »Ich verabschiede mich mehr und mehr von Völlegefühl und Übersättigung.«
- »Ich habe mehr Energie zur Verfügung.«
- »Mein Nachtschlaf verbessert sich.«
- »Ich fühle mich wohler in meiner Haut.«
- »Ich verliere Gewicht, fühle mich leichter und habe dann Freude daran, mich schick zu kleiden.«
- »Mein Lebensgefühl verbessert sich von Tag zu Tag.«
- »Es macht mir Spaß, auf mich und meine Gesundheit zu achten.«

Nun lernt das Gehirn durch Wiederholung. Eine Veränderung der Gewohnheit im Unterbewusstsein tritt ein, wenn die neuen Einstellungen verinnerlicht sind.

In den Codes 06 bis 10 finden Sie weitere Informationen. In unserem Online-Kurs (www.antiagingcode.de) bieten wir darüber hinaus tägliche Übungen an, wie man geeignete Einstellungen entwickelt und sie schnell und nachhaltig im Unterbewusstsein verinnerlichen kann.

• • • • • •

Unser Tipp:

Wählen Sie aus den Affirmationen bei jedem Code
(jeweils am *Ende* der betreffenden Unterkapitel)
die Einstellung, die Sie am meisten motiviert
und die nach Ihrem Empfinden am besten dazu geeignet ist,
die gewünschte Handlung auszulösen.
Überlegen Sie sich dazu die Nutzen und Wirkungsketten.
Damit haben Sie einen großen Schritt getan,
um Ihr Bewusstsein peu à peu zu stärken
und Ihr Unterbewusstsein mit neuen
Denk- und Verhaltensgewohnheiten zu füttern.
Und: Wiederholung macht
den Meister bzw. die Meisterin!

• • • • • •

Bewegung – Code 02

Manche Menschen schreiben sich das Motto »Sport ist Mord« auf die Fahne und gehen jeglicher Form von körperlichem Training gerne aus dem Weg. Andere sind im Sport genauso engagiert wie im Beruf und leben nach der Devise »Nur wenn ich mich richtig anstrenge und mich verausgabe, habe ich das Gefühl, etwas getan zu haben«.

Vor 100 Jahren hat sich der Mensch noch rund 20 bis 25 Kilometer am Tag bewegt, und für diese Strecken sind wir im Grunde auch heute noch gebaut. Es geht darum, hinein in die Bewegung zu kommen und heraus aus dem Leistungswahnsinn.

Wir, Michael Curth und Matthias Vette, sprechen von »leistungsfreier« Bewegung und meinen auch genau dies. Die meisten Menschen setzen sich beruflich und privat schon genug unter Druck. Bewegung und Sport sollten dagegen Spaß machen und guttun, statt neue Stressgedanken in uns hervorzurufen.

Beobachten wir einmal Kinder, können wir viel lernen: Sie bewegen sich spielerisch und wissen oftmals, was ihnen guttut; nicht bewusst, sondern rein intuitiv, weil sie noch ein gutes Gefühl für sich selbst haben. Wir Erwachsenen haben seitdem viel verlernt. Schon in der Schule wird uns die Bewegung abtrainiert, und heute wird der Sportunterricht in den Schulen als eines der ersten Fächer gestrichen. Auch an der Universität, in vielen Berufsausbildungen und im Job sitzen wir zu viel, stehen zu lange oder wiederholen immer wieder die gleiche monotone Bewegung. Abends sind wir müde vom Tag, sodass wir glauben, keine Zeit und keinen Schwung mehr fürs Fitnesstraining zu haben.

Dabei ist es so einfach: Treppe statt Fahrstuhl, Fahrrad statt Auto, eine Bushaltestelle früher aussteigen und den Rest zu Fuß gehen, abends vor dem Schlafengehen noch eine Runde um den Block spazieren, sich einer Laufgruppe anschließen, einen Yoga- oder Tanzkurs besuchen ... Die Möglichkeiten sind so vielfältig, die Auswahl oftmals dermaßen groß, dass einem die Entscheidung gar nicht so leichtfällt. Und auf dem Sofa ist es doch so bequem ... Man ist zwar motiviert für Bewegung, weiß jedoch einfach nicht, was das Richtige für einen ist.

Unsere Empfehlung lautet: Einfach alles einmal ausprobieren, was Spaß machen könnte – so spüren Sie rasch, was Ihnen richtig gut bekommt und was Sie in schöner Regelmäßigkeit praktizieren möchten.

Extra-Infobox

Die meisten Menschen bewegen sich zu wenig. Vor allem Bürotätige arbeiten stundenlang im Sitzen. In der Freizeit nimmt das Sitzen ebenfalls zu. Wir Deutschen sitzen im Durchschnitt siebeneinhalb Stunden am Tag, wobei es bei jungen Erwachsenen sogar neun Stunden sind. Zum Vergleich: Kolumbianer, Brasilianer und Portugiesen bewegen sich weltweit am meisten und sitzen im Durchschnitt nur etwa drei Stunden täglich.

Studien aus den USA und Australien haben gezeigt, dass Menschen, die sich viel bewegen, eine um fünf Jahre höhere Lebenserwartung haben als jene, die vor allem sitzen. Experten sprechen mittlerweile sogar von einer eigenen Krankheit: der **»Sitzkrankheit«**.

Durch langes Sitzen erhöht sich das Risiko für Übergewicht und Diabetes. Die Gefahr für Verkalkungen der Herzkranzgefäße und für Herzinfarkte steigt. Lange Zeiten der Passivität wirken sich zudem negativ auf die Leistungsfähigkeit der Muskulatur aus. Rücken- und Nackenschmerzen sind oft die Folge.

Mäßige, aber regelmäßige Bewegung hält den Stoffwechsel in Schwung. Daher sind kleine Aktivitäten so wichtig: Selbst beim Telefonieren kann man aufstehen und die Beine bewegen, und sei es auch an Ort und Stelle, ohne eine Strecke zurückzulegen. Stehen verbraucht doppelt so viel Energie wie Sitzen und erhöht die Muskelspannung.

Experten raten, die tägliche Sitzzeit um zwei bis drei Stunden zu reduzieren.

Unser menschlicher Körper ist ein Bewegungssystem und auf ständiges Bewegen ausgerichtet. Das hat sich in den letzten 100.000 Jahren nicht geändert. Das ständige Sitzen stand einst ebenso wenig im »Konstruktionsplan Mensch« wie der permanente Aufenthalt in geschlossenen Räumen. Vielmehr ist der menschliche Körper darauf ausgerichtet, mindestens 10 bis 15 Kilometer am Tag zu gehen und möglichst viele Muskeln einzusetzen.

Hier will gleich ein erster Hinweis auf die Anti-Aging-Wirkung von Bewegung beachtet werden: Nicht zwei- bis dreimal pro Woche, sondern ***tägliche*** Bewegung ist die Zauberformel unseres zweiten Anti-Aging-Codes! Sobald Sie auch nur an einem Tag die Bewegung aus Ihrem Programm streichen, wird der Muskelabbauprozess angestoßen. Außerdem sind die Muskeln die einzigen Stellen im Körper, die in der Lage sind, das überschüssige und teilweise gefährliche Fett zu verbrennen. Nur mit ausreichender Aktivität bleibt die normale Funktion der meisten lebenswichtigen Organe erhalten, die Energiebilanz im Gleichgewicht und das Körpergewicht im Normalbereich.

Der Nutzen von Bewegung auf unseren physischen Körper sieht folgendermaßen aus:

Auswirkungen auf das Lymphsystem zur Entgiftung durch umliegende Muskeln	Bildung zusätzlicher Blutgefäße – Verhinderung von Schlaganfall und Herzinfarkt
Abbau von Blutzucker ohne Insulin und Abbau des Stresshormons Cortisol	Verstärkte Atmung, erhöhte Kondition, verringerter Ruhepuls, verbesserte Leistung, aktivierte Sirtuine/Langlebigkeitsgene, höhere Lebenserwartung
Gelenke werden geschmiert und regeneriert	Durch Schwitzen wird der Körper von Giftstoffen befreit

Durch richtige Bauchatmung wird der Körper mit mehr Sauerstoff versorgt	Stärkung des Immunsystems
Verminderung des Risikos, dass sich Entzündungen bilden	Ausschüttung von Glückshormonen, Endorphinen und Serotonin
Ausschüttung von Wachstumshormonen	Abbau von schlechter Laune und Stress

Bewegungsideen und -formen

Von der Grundausrichtung kann man die Bewegung, mithin das wöchentliche Training, in drei Gruppen unterteilen, die in ihrer Intensität und auch in ihrer Frequenz unterschiedlich gehandhabt werden sollten.

Die erste Bewegungsgruppe ist das ***Ausdauertraining*** oder auch das Erreichen einer hohen Grundkondition. Dieses Training sollte täglich erfolgen – im Hinblick auf eine hohe Anti-Aging-Wirkung am besten nüchtern am Morgen.

Die zweite Gruppe umfasst das ***Kraft- oder Muskeltraining.*** Hier geht es um die systematische Entwicklung der Muskulatur, die meist in einer kurzen Zeitspanne massiv belastet werden sollte. Nach einem solchen Training sollte ein Ruhetag eingelegt werden, sodass wir in dieser Gruppe auf drei bis vier Trainingstage pro Woche kommen.

Als letzte Gruppe ist das ***Faszientraining*** zu nennen. Die Faszien sind eine Art Bindegewebe, das alle Organe sowie die Muskeln umspannt. Das sogenannte »fasziale« Gewebe kann bei Nichtbeanspruchung verkleben und so zu einer Reihe von Beschwerden und Schmerzen führen. Insofern erhöhen Dehnübungen die Flexibilität des Körpers und beugen dem Verkleben der Faszien vor. Daher sollte auch diese Bewegungsgruppe regelmäßig zur Anwendung kommen.

Nun zu den Bewegungsgruppen im Einzelnen ...

Ausdauertraining

Das Hauptziel dieser Art des Trainings ist es, die Ausdauer zu erhöhen, also die Fähigkeit des Körpers, trotz aufkommender Ermüdung über einen ausgedehnten Zeitraum Leistung zu erbringen.

Ausdauer können Sie auf verschiedene Arten und durchaus lustvoll trainieren:

Aerobic	Bergsteigen	Inlineskating	Jogging
Langlauf	Nordic Walking	Radsport	Rudern
Schwimmen	Skilanglauf	Wandern	Zumba

Auch bei den Spielsportarten wird die Ausdauer trainiert:

Badminton	Basketball	Eishockey	Fußball
Handball	Rasenhockey	Squash	

Konzentrieren wir uns zunächst auf die Auswirkungen von **Laufen und Walken (schnelles Gehen)** als Ausdauertraining:

Die einen lieben es, die anderen hassen es; die einen machen es schon seit Jahren und können sich ein Leben ohne ihr tägliches Lauftraining gar nicht mehr vorstellen, anderen graut es schon vor einem einzigen Kilometer. Die einen schwören auf die gesundheitsverbessernde und stimmungsaufhellende Wirkung, die anderen haben Angst vor Gelenkproblemen oder Erkältungen durchs Laufen an der frischen Luft (Verkühlung durch niedrige Außentemperatur oder durchs Schwitzen).

Doch immer wieder belegen Studien die gesundheitsfördernde Wirkung von ausdauerorientiertem Lauftraining.

Akute Erkrankungen treten bei ausdauertrainierten Menschen seltener auf, da unter anderem ***mehr Abwehrzellen*** produziert werden und die Infektanfälligkeit (beispielsweise der Atemwege) reduziert wird.

Die bekannteste und wichtigste Wirkung von Lauftraining ist die Verbesserung des ***Herz-Kreislauf-Systems,*** von dem die Versorgung des gesamten Organismus abhängt. Bekanntlich ist das Herz ein Muskel, was bedeutet, dass es sich auch so verhält: Um effektiver zu arbeiten, muss dieser Muskel trainiert werden. Indem er kräftiger wird und sein Volumen vergrößert, passt er sich an die Belastung an. So kann mit der gleichen Anzahl von Schlägen mehr Blut in den Körper gepumpt werden. Auf Dauer werden sowohl Belastungs- als auch Ruhepuls gesenkt, das Herz arbeitet ökonomischer; langfristig gesehen ist es daher widerstandsfähiger und langlebiger. Herz-Kreislauf-Krankheiten, Risikofaktoren wie Bluthochdruck und daraus resultierenden Zivilisationskrankheiten wird dadurch vorgebeugt.

Ähnlich verhält es sich mit unseren ***Lungenflügeln:*** Regelmäßiges Training stärkt Teile der Atemmuskulatur wie das Zwerchfell und führt zu einer Vergrößerung des Lungenvolumens, sodass tiefere Atemzüge möglich werden und mehr Sauerstoff pro Atemzug aufgenommen werden kann.

Mehr rote Blutkörperchen – natürliches Doping

Um den Sauerstoff aus der Lunge abzuholen und Sauerstoffengpässe während des Trainings zu vermeiden, werden vermehrt rote Blutkörperchen gebildet.

Dichteres Kapillarnetz – kleine Gefäße, große Aufgabe

Damit die Blutgefäße diese Mengen an Blutkörperchen und Sauerstoff auch transportieren können, passen sie sich an, indem sie elastischer werden. Die feinen Enden der Gefäße, die Kapillare, welche an den Lungenbläschen und Zellen andocken, vermehren und vergrößern sich im Querschnitt. So kann zum einen der Gasaustausch mit der Lunge schneller stattfinden, zum anderen können mehr Sauerstoff und Nährstoffe in die Muskelzellen eingeschleust und gleichzeitig Abfallprodukte wie z. B. Laktate schneller abgeführt werden.

Mehr Mitochondrien – die Kraftwerke der Zelle

Um die erhöht zugeführten Sauerstoffmengen auch nutzen zu können, werden in den Zellen mehr Mitochondrien gebildet. Diese machen den Muskelzellen mithilfe des bereitgestellten Sauerstoffs Energie verfügbar. Je mehr und je länger Energie mithilfe von Sauerstoff aufbereitet werden kann, desto länger braucht die Muskulatur, um zu ermüden. Die Schwelle zum anaeroben Bereich wird angehoben, was bedeutet, dass man länger, intensiver und effizienter trainieren kann.

Wenn wir von Lauftraining sprechen, meinen wir damit keinesfalls einen Marathon pro Woche, sondern eine abwechslungsreiche Mischung aus kurzen Sprints, mittleren Distanzen und längeren Läufen. Hin und wieder – jedoch mit einer gewissen Regelmäßigkeit – längere Strecken von 5 bis 10 Kilometern zu absolvieren, reicht vollkommen aus, um eine Basisausdauer aufzubauen.

All diese Faktoren – Vergrößerung von Herz- und Lungenvolumen, Bildung von roten Blutkörperchen und Mitochondrien sowie verbesserter Gas- und Nährstoffaustausch – führen insgesamt zu einer höheren Sauerstoffaufnahmekapazität und, wie schon erwähnt, zu einer Verschiebung der anaeroben Schwelle.

Für das Training bedeutet das vor allem, dass sich der Muskelstoffwechsel verbessert. Die Folgen: Performancesteigerung, effizientere Verarbeitung von Trainingsreizen und Verkürzung der Regenerationszeit. Denn auch in Ruhe wird die Muskulatur großzügiger mit Blut und somit Sauerstoff und Nährstoffen versorgt. Sei es Ausdauer- oder Krafttraining, aerober oder anaerober Bereich, Muskelauf- oder Fettabbau: Ohne eine Basisausdauer geht es nicht!

Krafttraining

Die Leistungsfähigkeit von Muskulatur wird über die Kraft definiert. Menschen brauchen Kraft, um bestimmte Dinge tun zu können. Im Lauf der Evolution hat sich das nicht gravierend verändert.

In unserem Körper befinden sich rund 650 Muskeln. Ohne Muskeln wären wir nicht überlebensfähig, denn sie stützen das Skelett und bewegen es, spielen eine wichtige Rolle für den Energieumsatz, produzieren Wärme und halten lebenswichtige Vorgänge aufrecht.

Während die Haut flächenmäßig als größtes Organ des menschlichen Körpers gilt, kann kein Organ die Muskulatur an Masse übertreffen. Sie macht je nach Geschlecht und Alter durchschnittlich etwa 30 bis 50 Prozent des individuellen Körpergewichts aus.

Je nach Funktion können Muskeln verschiedene Formen, Farben und Eigenschaften haben und auf unterschiedlichste Weise kategorisiert werden. Im Folgenden betrachten wir die drei unterschiedlichen Arten des Muskelgewebes:

Die ***glatte*** bzw. ***viszerale Muskulatur*** wird vom vegetativen Nervensystem gesteuert. Das bedeutet, dass diese Muskeln nicht willkürlich gesteuert werden, sondern Reflexen unterworfen sind. Sie sind unter anderem verantwortlich für die Regulierung von Kreislauf, Atmung, Sexualfunktionen, Stoffwechsel und Verdauung. Vor allem die Wände von Hohlorganen (wie Darm, Speiseröhre, Atemwege, Harnwege) und die Innenwände unserer Blutgefäße bestehen aus diesem Typus.

Die glatte Muskulatur kann weder bewusst trainiert werden noch ermüden. Ihre Leistung kann jedoch indirekt durch körperliche Aktivität positiv beeinflusst werden.

Die ***quergestreifte*** oder ***somatische Muskulatur*** kann im Gegensatz zur glatten Muskulatur bewusst gesteuert werden. Neben Zunge, Kehlkopfmuskel und Zwerchfell gehört dazu die gesamte ***Skelettmuskulatur,*** also jene, die für die Bewegung und Stabilisation des Skeletts und seiner Gliedmaßen verantwortlich ist. Sie macht mit ca. 400 verschiedenen Muskeln den Großteil der Gesamtmuskulatur im Körper aus. Sie kann direkt stimuliert und trainiert werden, kann verkrampfen, ermüden ... und wachsen.

Die ***Herzmuskulatur*** (auch Myokard genannt) stellt eine Sonderform dar: Histologisch, also vom Gewebe her, ist sie ähnlich der gestreiften Muskulatur aufgebaut, kann jedoch nicht willkürlich gesteuert werden und auch nicht verkrampfen. Der viszeralen Muskulatur kann sie jedoch auch nicht zugeordnet werden, da die Herzmuskulatur abgesehen vom unterschiedlichen Faseraufbau über ein eigenes Erregungsleitungssystem verfügt und vom vegetativen Nervensystem stimuliert wird. Dieses stellt sicher, dass das Herz weiterhin rhythmisch und kontinuierlich kontrahiert, auch wenn andere Systeme im Körper ausfallen. Außerdem lässt sich die Herzmuskulatur im Gegensatz zur glatten Muskulatur trainieren.

Eines gleich vorweg: Muskeln arbeiten nur so viel, wie sie müssen. Werden sie nicht ausreichend belastet, stellen sie ihren Betrieb ein, werden schlaff und schwach.

Heute haben viele Menschen eher einseitige Belastungen und monotone, immer wiederkehrende Arbeitsabläufe (z. B. Bürotätigkeit, Kassieren usw.). Dadurch entstehen muskuläre Dysbalancen, die über ein geeignetes Krafttraining auszugleichen sind.

Besonderes Augenmerk sollte hierbei der Rumpfmuskulatur (Bauch und Rücken) geschenkt werden. Diese Muskeln stützen unseren gesamten Körper und nehmen damit eine elementar wichtige Rolle ein. Vor allem gilt es die tiefen Rückenmuskeln zu trainieren,

Extra-Infobox

Beispiel für eine **Übung zur Stärkung der Rückenmuskulatur**

- Legen Sie sich auf den Bauch und strecken Sie Ihre Arme vor sich aus.
- Heben Sie Ihre Hände und Füße einige Zentimeter vom Boden hoch.
- Spannen Sie Ihre Rumpfmuskulatur an, indem Sie Ihren Bauchnabel einziehen.
- Halten Sie diese Position für ein paar Sekunden und gehen Sie dann wieder in die Ausgangsposition zurück.
- 10-mal wiederholen.

da sie sehr klein sind, eine große Kraft entfalten und somit eine hohe Stabilität in den Rücken bringen. Für Menschen mit sitzenden Berufen sind spezielle Programme entworfen worden, die genau hier den Schwerpunkt setzen.

Im Training selbst gibt es vielfältige Methoden mit unterschiedlichen Effekten. Allgemein ist ein ***Kraft-Ausdauer-Training*** sehr empfehlenswert. ***Mehrere Durchgänge (2 bis 3) mit jeweils 15 bis 25 Wiederholungen*** erzielen große Trainingseffekte und verbessern die allgemeine Leistungsfähigkeit der Muskulatur.

Da für die Muskulatur auch Ruhe und Erholung eine wesentliche Rolle spielen, sollte zwischen den Übungseinheiten immer ein Ruhetag liegen. So kann der Muskel optimal regenerieren und ist auf erneute Belastungen gut vorbereitet.

Beweglichkeit – Dehnung

Als Dehnung wird eine Veränderung der Längenflexibilität von Muskeln, Bändern und anderen passiven Strukturen bezeichnet. Dazu gehören die Faszien, die das muskuläre Bindegewebe darstellen und sich auch um die Organe schließen. Faszien können verkleben und sollten daher mit geeigneten Übungen gelöst und gelockert werden.

Beim Dehnen ist ein scheinbar kleiner, aber sehr wichtiger Unterschied zu beachten:

Vor dem Training können Sie ein ***leichtes*** Stretching einbauen, wodurch die Reizbarkeit oder Spannung in der Muskulatur erhöht wird.

Ein ***ausgiebiger*** Dehnvorgang sollte jedoch grundsätzlich erst jeweils ***am Ende des Sportprogramms*** liegen, denn danach ist die Spannungsfähigkeit von Muskeln (Muskeltonus) deutlich vermindert.

Dehnungsübungen helfen, die Flexibilität und Gelenkigkeit zu verbessern, und unterstützen somit ein sportartspezifisches Training. Sie sind ein wichtiger Bestandteil eines jeden Work-out-Programms.

Ein gedehnter Muskel hat einen besseren Stoffwechsel, kann also mehr Nährstoffe aus dem Blut abfangen und rascher regenerieren. Er kann mehr Energie speichern und sie während des Trainings schneller bereitstellen. Abfallprodukte und freie Radikale werden schneller aus den Muskeln abtransportiert. Auf Dauer führt Dehnen so zu mehr Kraft und Ausdauer, die Muskulatur ist geschmeidiger und gleichzeitig fester. Ähnlich wie das richtige Warm-up kann ein zielorientiertes Stretching nach dem Training das Risiko für Krämpfe, Zerrungen, Risse und Verletzungen aller Art mindern. Die muskuläre Interaktion verbessert sich, da Dehnen auch das Nervensystem anregt.

Dehnübungen wirken zudem entspannend für Körper und Geist, die in einem ständigen Wechselverhältnis zueinander stehen. Dehnübungen signalisieren der Psyche, dass das Training beendet ist und es an der Zeit ist, »herunterzukommen«. Serotonin wird ausgeschüttet, ein zufriedenes Gefühl stellt sich ein, und neue Lebensgeister werden geweckt.

Auch viele ***Yoga***-Richtungen und -Übungen widmen sich dem Dehnen und führen – sofern regelmäßig ausgeführt – bis ins hohe Alter zu einer erhöhten Beweglichkeit und Flexibilität des Körpers. Yoga ist damit eine der ältesten ganzheitlichen Methoden, um Körper, Geist und Seele in Einklang zu bringen.

Zusammenfassung Code 02 – Bewegung

- Regelmäßige Bewegung bzw. Sport ist sehr wichtig, um bis ins hohe Alter fit und flexibel zu bleiben.

- Das Ausdauertraining sollte täglich erfolgen, idealerweise nüchtern am Vormittag.
  Als Mindestschrittzahl sollte man nach einer Startphase auf 10.000 Schritte pro Tag kommen, was je nach Schrittlänge 5 bis 10 Kilometern entspricht.

- Das Krafttraining 3- bis 4-mal pro Woche absolvieren.

- Empfehlung fürs Faszientraining: mindestens jeden zweiten Tag oder täglich.

MENTALES TRAINING FÜR BEWEGUNG

Bei wohl kaum einem anderen Thema ist der »innere Schweinehund« so aktiv wie bei Bewegung und Sport. »Keine Zeit«, »Zu anstrengend«, »Ich kann mich nicht aufraffen«, »Ich bin zu kaputt«, »Sport ist Mord« – so lauten nur einige der Ausflüchte, um uns von der nächsten Bewegungseinheit abzuhalten. Dabei ist dieser »innere Schweinehund« nichts anderes als die Stimme unseres Unterbewusstseins.

Und genau dieses Unterbewusstsein steuert das Verhalten zu mehr als 95 Prozent im Alltag. Deshalb ist es entscheidend, die demotivierenden und blockierenden Einstellungen und Denkmuster zu erkennen und durch neue, positive zu ersetzen. Diese neuen Einstellungen können dann über ein gezieltes Mentaltraining durch Wiederholungen vom Bewusstsein ins Unterbewusstsein verinnerlicht werden. Sobald sie dort stärker geworden sind als die alten und blockierenden Einstellungen, ändert sich das Verhalten daraus resultierend wie von alleine.

Nachfolgend lernen Sie ein paar mentale Einstellungen kennen, die Ihr Gefühl für Bewegung verändern:

- »Ich kann mich immer motivieren, meine Übungen durchzuführen.«
- »Ich weiß jetzt schon, dass ich mich hinterher besser fühle.«
- »In meinem gesunden Körper wohnt mein gesunder Geist.«
- »Ich liebe es, meinen Körper zu trainieren.«
- »Je mehr ich meinen Körper trainiere, desto mehr Leistungsfähigkeit bekomme ich.«

Was gewinnen Sie, wenn Sie sich regelmäßig bewegen und Ihren Körper trainieren? Versuchen Sie hier mindestens 5 Punkte zu finden und zu notieren.

....

....

....

....

....

....

....

....

....

....

Beschäftigen Sie sich bitte mit der einen oder anderen Einstellung auf gleiche Weise, wie es bereits im Kapitel über Ernährung beschrieben ist. Wählen Sie jene Sätze aus, von denen Sie sich positiv angeregt fühlen.

Wie Erich Kästner schon sagte:
»Es gibt nichts Gutes, außer man tut es.«

Relaxen und Schlaf – Code 03

Beim Verb »relaxen« handelt es sich um eine seit der zweiten Hälfte des 20. Jahrhunderts bezeugte Entlehnung aus dem Englischen *(to relax)*. Sinnverwandte Wörter sind: entspannen, ausspannen, sich ausruhen, aussetzen, sich erholen, sich regenerieren, auftanken, ruhen und verschnaufen ... – oder um es durch ein weiteres Jugendwort aus dem Englischen zu ersetzen: »chillen«.

Allein diese Wörter lassen erahnen, dass der Körper Ruhephasen benötigt, um zu regenerieren, und zwar auf allen Ebenen bis hin zur einzelnen Zelle. Der Mensch ist das einzige Lebewesen auf der Erde, das durch die Einführung der Zeit und später durch die Industrialisierung versucht hat, die Zeit für Relaxen und Schlaf selbst in die Hand zu nehmen und sie dem natürlichen Rhythmus zu entreißen. Es hat enorme Konsequenzen für die Gesundheit und den Alterungsprozess, wenn dem Körper zu kurze Ruhephasen gegönnt werden.

Die tiefste Form des Relaxens ist der Schlaf, mit dem wir uns im Folgenden schwerpunktmäßig beschäftigen werden. Aber auch Ruhephasen während des Tages, wie Entspannungsmassagen, Besuche in Wellness-Einrichtungen, Meditation (siehe besonders Code 06 – »Innere Arbeit«) und jegliche Art von geistiger und körperlicher Entspannung sind für das gesunde Altern wichtig und sollten in den Tages- und Wochenablauf eingebettet werden.

Der Schlaf macht etwa ein Drittel unseres Lebens aus. Er ist extrem wichtig für die Regeneration der Zellen, der Organe und des gesamten Körpersystems. Je mehr Schlaf wir uns gönnen, desto leistungsfähiger sind wir und desto höher wird unsere Lebenserwartung sein. Es ist das wichtigste regenerative Instrument, das unser Körper zur Verfügung hat. Dabei ist es wichtig, die unterschiedlichen Schlafformen und -phasen zu verstehen. Inzwischen gibt es auch viele Sportuhren und Apps oder andere Dinge (wie etwa Schlaftracker in Form von Ringen) zur Messung von Schlafdauer und -qualität.

Unterschiedliche Schlafformen und -phasen

In Schlaflaboren moderner Kliniken können Menschen, die mit dem regulären Schlafen (Qualität und Dauer) oder mit dem Atmen bzw. Schnarchen Probleme haben, »durchgemessen« werden, um eine Neueinstellung oder Optimierung ihres Schlafs zu erreichen. Dabei werden im Wesentlichen folgende Komponenten aufgezeichnet, um Rückschlüsse auf den Schlaf zu ziehen:

- Gehirnwellen, die in den einzelnen Schlafphasen unterschiedlich sind
- Augenbewegungen
- Muskeltonus

Anhand dieser drei Kriterien werden im Wesentlichen zwei Arten des Schlafs unterschieden: der REM-Schlaf und der Tiefschlaf.

REM steht dabei für ***»Rapid Eye Movement«***. Die Bezeichnung deutet darauf hin, dass der REM-Schlaf – auch »Traumschlaf« genannt – mit raschen Augenbewegungen einhergeht. Die Aktivitäten der Gehirnwellen sind sogar mit denen des Wachzustands vergleichbar. Das Gehirn scheint wach zu sein, doch der Körper schläft eindeutig. Die Evolution hat dafür gesorgt, dass beim Übergang vom Tiefschlaf in den REM-Schlaf die Muskelaktivität komplett abgeschaltet wird, damit wir Träume nicht in die Realität umsetzen (und womöglich uns selbst oder andere gefährden). Die Aufgabe des REM-Schlafs ist die Verknüpfung von unverarbeiteten Informationen mit früheren Erfahrungen und somit der Aufbau eines ergänzten und aktualisierten Realitätsmodells.

Beim Tiefschlaf sinkt der Muskeltonus zwar etwas, bleibt aber weitgehend erhalten. Der Tiefschlaf überwiegt in der ersten Nachthälfte und dient vor allem der Speicherung neuer Fakten, Fähigkeiten und Erfahrungen.

In der Nacht wechseln sich REM-Schlaf- und Tiefschlafphasen mehrfach ab, sodass Speichern von Erfahrungen (Tiefschlaf) und Auswerten, Verknüpfen und Reflexion von Erfahrungen (REM-Schlaf) logisch zusammenarbeiten.

Wir sollten mindestens 7 Stunden schlafen – allerdings haben sich in unserem modernen Leben die Schlafdauer, Schlafphasen und -zeitpunkte ungünstig verändert. Viele schlafen in der Regel weniger als 6 Stunden, und dies hat vorzeitiges Altern sowie eine Reihe von Krankheiten zur Folge, die eher selten dem fehlenden Schlaf zugeschrieben werden: Diabetes, Schlaganfall, Depressionen, Alzheimer, chronische Schmerzen und Herz-Kreislauf-Erkrankungen.

Vor allem Menschen im fortgeschrittenen Alter tun sich schwer, den notwendigen Schlaf noch zu erreichen. Besonders der Anteil des Tiefschlafs geht im Alter drastisch zurück. Es ist eine weit verbreitete, aber falsche Theorie, dass ältere Menschen weniger Schlaf brauchen. Wir alle brauchen pro Nacht insgesamt mindestens eine, besser eineinhalb Stunden Tiefschlaf und mindestens eineinhalb Stunden REM-Schlaf. Um dies zu erreichen, sollten wir etwa 8 Stunden im Bett liegen und davon 7 Stunden schlafen.

Verhaltensnormen vor dem Schlafen

Landläufig unterscheiden wir zwischen den »Nachteulen« und den »frühen Vögeln« bzw. »Lerchen«. Die Eulen gehen spät ins Bett, sind auch spät noch leistungsfähig, haben jedoch morgens einige Mühe aufzustehen, wenn sie keine 7 bis 8 Stunden Schlaf hatten. Etwa ein Drittel aller Menschen sind Nachteulen, der Rest sind »frühe Vögel« bzw. Lerchen. Letztere gehen abends meist früh ins Bett und sind dann morgens schlagartig wach; im Idealfall freuen sie sich sogar voller Energie auf den Tag.

Egal, welchem Typus man angehört – es ist ratsam, zwei Stunden vor dem Zubettgehen nichts mehr zu essen, keinen Alkohol oder Tee mehr zu trinken und auch keinen Sport mehr zu betreiben, damit die Kerntemperatur des Körpers nicht noch einmal erhöht wird. Auch Saunagänge kurz vor dem Schlafengehen helfen nicht, besser zu schlafen. Der Kaffeekonsum sollte spätestens vom frühen Nachmittag an vermieden werden. Auf die Risiken von blauem Licht und elektromagnetischer Strahlung werden wir im nächsten Abschnitt zu sprechen kommen.

Man sollte sich stattdessen entspannen; auch harmonische Gespräche mit Freunden oder der Familie sind förderlich für eine gute Nachtruhe.

Schlafraum und Matratze

Sehr wichtig ist die Gestaltung des Schlafzimmers. Es sollte bei Nacht gut abgedunkelt werden, damit die Melatonin-Produktion im Körper angeregt wird. Helles Licht hemmt die Produktion des Schlafhormons Melatonin in der Epiphyse (Zirbeldrüse). Anstelle von ungünstigen Blaulichtkomponenten sollte nur warmweißes bzw. gedämmtes Licht verwendet werden.

Das Schlafzimmer sollte zudem frei sein von WLAN, Stromkreisen und Mobilfunknetzen. Für Mobiltelefone gibt es abschirmende Etuis. Das WLAN kann man so programmieren, dass es sich nachts abstellt und erst morgens wieder einschaltet. Wenn das nicht funktioniert, sorgen bestimmte Stecker (»EMF-Schutz«) dafür, dass sämtliche Netze in ihrer Wirkung auf den Körper neutralisiert werden.

Es versteht sich damit auch fast von selbst, dass Fernsehgeräte nicht ins Schlafzimmer gehören; selbst im Standby-Modus senden sie Strahlung aus. Außerdem wird neben der Zerstörung des für den Schlaf notwendigen Melatonins auch das Stresshormon Cortisol produziert, das erst wieder für den Beginn des nächsten Morgens benötigt wird. Auch von der Verwendung von Smartphones, iPads und Laptops im Bett ist abzuraten, sowohl was die Blaulicht- und Strahlenbelastung als auch die Signale angeht, die das Gehirn in den »Arbeitsmodus« versetzen.

Während des Schlafs senkt der Körper seine Temperatur um etwa 1 bis 2 Grad. Daher sollte auch die Raumtemperatur im Schlafzimmer niedriger als in den übrigen Räumen sein. 16 bis 19 Grad sind hier eine gute Temperatur. Bei offenem Fenster zu schlafen ist aufgrund des Sauerstoffaustausches sehr zu empfehlen, falls es die Lage Ihres Schlafzimmers zulässt.

Die Matratze sollte weder zu hart noch zu weich sein und spätestens alle 8 bis 10 Jahre gewechselt werden. Gut sind hier Hartschaum- und Latexmatratzen (Letzteres nicht für Allergiker). Federkernmatratzen sind aufgrund des Metallgehaltes zu vermeiden. Jeden Monat sollte die Matratze einmal auf die andere Seite gewendet werden. Es gibt inzwischen ausreichend Fachgeschäfte, die bei der Auswahl eines Bettes oder einer guten Matratze hervorragende individuelle Beratung bieten, auch hinsichtlich Abmessungen und Körperanpassung an die Matratzen und Lattenroste.

Relaxen und Stressabbau

Wie bekannt, ist Stress für 80 bis 90 Prozent aller Krankheitssymptome verantwortlich. Die Weltgesundheitsorganisation WHO hat Stress zur größten Bedrohung der Menschheit des 21. Jahrhunderts erklärt. Deshalb ist es wichtig, sich oft Zeit für sich selbst zu nehmen, zu entspannen und im Hier und Jetzt zu verweilen. Dazu werden wir in Kapitel 5 einige Erfolgsrezepte vorstellen.

Mit einem Beispiel für das Leben im gegenwärtigen Moment (weder in der Vergangenheit noch in der Zukunft) möchten wir diese Ansätze schon vorab verdeutlichen:

Wie trinkt man achtsam eine Tasse Tee?

Ein buddhistischer Mönch hat es so beschrieben:

Sie müssen vollständig wach im gegenwärtigen Moment sein, um den Tee zu genießen. Nur in der Achtsamkeit der Gegenwart können Ihre Hände die angenehme Wärme der Tasse spüren. Nur in der Gegenwart können Sie das Aroma genießen, die Süße schmecken und die Delikatesse schätzen. Wenn Sie wegen etwas Vergangenem grübeln oder sich über die Zukunft sorgen, werden Sie die Erfahrung des Genusses der Tasse Tee komplett verpassen. Sie werden auf den Boden der Tasse sehen, und der Tee ist weg.

Mit dem Leben ist es genauso. Wenn wir nicht voll in der Gegenwart leben, werden wir uns umsehen ..., und schon wird es vergangen sein. Wir werden das Aroma, das Gefühl, die Delikatesse und die Schönheit des Lebens verpasst haben. Es wird uns vorkommen, als sei es an uns vorbeigerast.

Zusammenfassung Code 03 – Relaxen und Schlaf

- Damit wenigstens eine Stunde Tiefschlaf und anderthalb Stunden REM-Schlaf pro Nacht erreicht werden, benötigen wir mindestens 7 Stunden Schlaf, und das bedeutet in der Regel 8 Stunden Aufenthalt im Bett.

- Es ist wichtig, im Schlafzimmer die dafür notwendigen Voraussetzungen zu schaffen.

- Den gegenwärtigen Moment stets achten und genießen.

- Wer unter besonderer Anspannung leidet, braucht unbedingt zeitnahe Phasen der Entspannung.

MENTALES TRAINING

FÜR EINEN GESUNDEN SCHLAF

Trainieren Sie bitte die folgenden Einstellungen. Beobachten Sie, wie sich Ihre Entspannung und Ihr Nachtschlaf verändern, wenn Sie diese Einstellungen regelmäßig verinnerlichen:

Was gewinnen Sie, wenn Sie jederzeit abschalten und entspannen können?

- »Ich bringe mich in die Lage, dass ich jederzeit alles loslassen kann, vor allem meine kreisenden Gedanken.«
- »Ich allein entscheide, womit ich mich wann beschäftige.«
- »In der Ruhe liegt meine Kraft.«
- »Je mehr ich mir vertraue, desto weniger Gedanken und Sorgen mache ich mir.«

....

....

....

....

Vielleicht notieren Sie sich eine oder zwei dieser Einstellungen auf einem Zettel, lesen das Geschriebene durch und stellen sich vor, was sich wirklich verändert, wenn Sie diese Einstellungen zu 100 Prozent verinnerlicht haben. Am besten machen Sie das am Abend etwa eine bis zwei Stunden vor dem Zubettgehen. Seien Sie gespannt, was sich verändert, wenn Sie das vier Wochen lang jeden Abend praktizieren.

Atmung – Code 04

Es mag viele erstaunen, dass wir der Atmung ein eigenes Kapitel und sogar einen eigenen Anti-Aging-Code gewidmet haben. Aber das geschieht aus gutem Grund. Das Gros der Menschen atmet in der Regel zu kurz und zu flach, also zu sehr im Brustbereich. Das bedeutet, dass sie in Summe zu viele Atemzüge pro Minute machen. Da Herz und Lunge eng miteinander verbunden sind, schlägt auch das Herz schneller bei schnellerer Atmung, und dadurch entstehen verschiedene Stressoren. Der Blutdruck steigt, der Körper versetzt sich automatisch in einen Stressmodus, wodurch auf längere Sicht ernsthafte gesundheitliche Probleme entstehen. Es geht insgesamt darum, ruhig und tiefer zu atmen.

Wirkungsweise und Formen der Atmung

Seit einigen Jahren ist ein zunehmendes Interesse an richtiger Atmung festzustellen. Atemübungen werden ebenso wie Meditationstechniken, Achtsamkeit und Yoga von immer mehr Wissenschaftlern empfohlen, um ein gesundes und ausgeglichenes Leben zu führen und ein möglichst hohes Alter zu erreichen.

Sauerstoff und Kohlendioxid haben im Blut ein ideales Verhältnis von zwei zu eins. Dabei hält das Kohlendioxid die Blutgefäße durchgängig, damit der Sauerstoff auch in jede entfernte Stelle des Körpers transportiert werden kann. Sämtliche Blutgefäße im Körper haben eine Gesamtlänge von etwa 125.000 Kilometern, würde man sie aneinanderreihen. Die Länge entspricht etwa drei Erdumkreisungen. Sie sorgen dafür, dass Milliarden Zellen genügend Nährstoffe und Sauerstoff erhalten. Je besser dies gelingt, desto besser arbeiten die einzelnen Komponenten unseres Körpers zusammen.

Nebenbei bemerkt ist die Herzratenvariabilität eine wichtige Determinante zur Bestimmung des Bio-Alters. Dabei ist es entgegen der landläufigen Meinung wichtig, dass das Herz *nicht* vollkommen regelmäßig schlägt und dass die Zeitdauer zwischen den Schlägen unterschiedlich groß ist. Je niedriger der Ruhepuls und je größer die Herzratenvariabilität, desto geringer ist das Bio-Alter.

Die wichtigsten Folgen einer zu schnellen Atmung sind:

- Bluthochdruck und Herzklopfen
- Asthma
- Heuschnupfen
- Chronische Bronchitis
- Panikattacken, Unruhe und Stress
- Schlafstörungen
- Rasche Ermüdung
- Schmerzen in Schulter und Nacken

Bei der Frage, warum wir zu schnell atmen, spielt unser Gehirn eine wichtige Rolle. Uns unterscheidet von den Tieren vor allem der Neocortex, d. h. die Großhirnrinde. Hier ist der Sitz unseres Sprachzentrums, unseres Intellekts und unseres Lernvermögens. Neben den unbestreitbar vielen Vorteilen dieses »neuen« Gehirnareals gibt es aber auch Nachteile: Hier entstehen die wesentlichen Faktoren für Stress, nämlich innere und äußere Stimuli.

Wir können uns um Dinge Sorgen machen, die in der Zukunft liegen. Oder wir sind verstört oder irritiert wegen eines Vorfalls, der sich früher in unserem Leben ereignet hat. Oder eine Situation trifft ein, die von unseren Erwartungen abweicht.

Neben diesen internen Stimuli gibt es auch externe. An jedem Tag muss unser Gehirn etwa so viele Eindrücke verarbeiten wie ein Mensch im Mittelalter in seinem ganzen Leben. Wir müssen täglich Hunderte von Entscheidungen treffen und haben bis zu 60.000 Gedanken. Diese im Übermaß eintreffenden Stimuli können sich wiederum leicht in zu schneller Atmung und in zu schnellem Herzschlag äußern. Daher ist es sinnvoll, uns durch verschiedene Techniken auf eine ruhige, langsame Atmung einzustellen.

Tiefe Bauchatmung als Ziel

Die tiefe Bauchatmung versorgt unsere Zellen mit ausreichend Sauerstoff und verbessert die Effizienz der roten Blutkörperchen. Darüber hinaus macht sie das Blut basisch und somit den Körper antientzündlich. Die tiefe Bauchatmung ist gut für die Verdauung und kommt der Blutzirkulation zugute. Grundsätzlich fördert jede systematische Bewegung die tiefe Bauchatmung, also Spaziergänge, Joggen, Wandern und Klettern.

Dazu eine kleine Übung, damit Sie sich in einer sorgenvollen bzw. stressigen Situation in Minutenschnelle besser fühlen. Wann immer Sie Ihre Superpower neu aufladen müssen, wiederholen Sie die Übung:

- Schließen Sie die Augen.
- Atmen Sie 6 Sekunden lang durch die Nase tief ein.
- Atmen Sie 8 Sekunden lang durch Ihre gespitzten Lippen ruhig aus und lassen Sie los.
- Wiederholen Sie diese Ein- und Ausatmung dreimal.
- Stellen Sie fest, dass Ihr innerer Frieden wichtiger ist als Ihre Sorgen. Ein ruhiger Geist ist Ihre Superpower, die Sie überallhin mitnehmen.

Die Wim-Hof-Atmung

Als fortschrittlichste uns bekannte Atemtechnik zugunsten eines hohen Alters bei guter Gesundheit ist die Wim-Hof-Atmung zu nennen. Der Niederländer Wim Hof hat bereits in frühen Jahren fernöstliche Meditations- und Atemtechniken erlernt und sie allmählich immer weiter verfeinert. In den Medien ist der heute über 60-Jährige eher als der »Ice Man« bekannt: Was das Erdulden extremer Temperaturen anbelangt, hält er über zwanzig Weltrekorde. So gelang es ihm an seinem 60. Geburtstag, pro Lebensjahr eine Minute – sprich: in Summe eine Stunde lang – im Polarmeer bei Temperaturen nahe dem Gefrierpunkt zu schwimmen, ohne dass seine Atmung beschleunigt war oder seine Körpertemperatur sank.

Die Grundpfeiler seiner Technik beschreibt Wim Hof mit drei Säulen: Atmung, Kälteexposition und Einsatzwille. Weil das bewusste, trainierte Aushalten extremer Temperaturen (Hitze oder Eiseskälte) eine lebensverlängernde Wirkung hat, gehen wir in diesem Kapitel auf das

Kältebad gesondert ein. Aber das Kernstück der Wim-Hof-Methode ist die Atmung: Sie ist die Voraussetzung dafür, dass der Körper über längere Zeit extremer Kälte ausgesetzt werden kann.

Im Grunde ist Wim Hofs Atmung eine Art »kontrollierte Hyperventilation« mit einigen positiven Folgen für Geist und Körper. Die Technik kann anhand seiner Bücher, Kurse und Videos, die man sich in Ruhe ansehen sollte, erlernt werden.

Kurz zusammengefasst: Man sollte morgens und idealerweise ein zweites Mal am Nachmittag folgende Atemsequenz vollziehen:

- Tief einatmen, dann wieder langsam ausatmen, aber nicht vollständig.
- 30 bis 40 Wiederholungen.
- Beim letzten Mal komplett ausatmen, dann wieder tief einatmen, ausatmen und die Luft anhalten.
- Zwei bis drei Wiederholungen, je nach Verfassung.

Man wird feststellen, dass man Rekorde im Luftanhalten aufstellen kann. So sind nach einigen Tagen 3 bis 4 Minuten problemlos möglich. Durch das tiefe Einatmen und das langsame Ausatmen wird viel Kohlendioxid (CO_2) abgegeben, sodass der CO_2-Gehalt im Blut sinkt und sich die Blutgefäße zusammenziehen. Wenn man nach dem letzten Ausatmen die Luft anhält, hält der Körper große Mengen CO_2 zurück und kompensiert dies, indem er mehr Sauerstoff in den Mitochondrien freisetzt. So wird mehr Energie erzeugt, sämtliche Zellabfälle werden ausgeschieden, und der Sauerstoff kann sehr tief in die Zellen eindringen. Die Energie wird also gesteigert, die Durchblutung verbessert, der Stress verringert und das Immunsystem angekurbelt.

Darüber hinaus gibt es den folgenden interessanten Wirkmechanismus, der mit den oben beschriebenen Vorteilen dazu führen kann, dass wir bei konsequenter Anwendung unser Bio-Alter um mindestens 10 Jahre senken:

Normalerweise hat unser Blut einen pH-Wert zwischen 7,35 und 7,45. Durch die Wim-Hof-Atemübung wird nun der pH-Wert für wenige Stunden leicht angehoben (u. U. sogar auf 7,7). Dies wiederum hat zur Folge, dass die Schmerzrezeptoren für Wärme und Kälte abgeschaltet werden. Neben der Tatsache, dass dies eine der wesentlichen Grundlagen dafür ist, warum Wim Hof (sowie jeder andere Mensch) sich lange Zeit extrem niedrigen Temperaturen aussetzen kann, weil die sonst üblichen Schmerzen entfallen, gibt es einen weiteren eklatanten Vorteil: Wir können unseren Körper für einige Stunden noch basischer machen, und zwar komplett ohne Ernährungsumstellung. Wie wir inzwischen wissen, ist ein basischer Körper auch immer antientzündlich, daher können viele Krankheiten wie Rheuma, Morbus Crohn, Asthma und diverse Krebsarten in diesem Milieu nicht so leicht entstehen.

Das Wim-Hof-Kältebad

Mit der soeben knapp beschriebenen Atemtechnik von Wim Hof ist eine wichtige Voraussetzung gegeben, sich aus dem Komfortbereich der Temperatur, den wir Menschen bei 18 bis 22 Grad empfinden, herauszubewegen und auch kältere und wärmere Temperaturen zu ertragen, die zu einer besseren Gesundheit führen. (Über die Sauna siehe bei Code 05 – »Entgiftung«.)

Einige Übungen dazu liegen auf der Hand. Nach den Atemübungen kann man kalt duschen. Wer das Glück hat, einen Holzzuber im Garten oder in der Scheune zu haben, steigt jeden Morgen ins eiskalte Wasser. Hier sollte man sich aber zunächst etwa vier Wochen lang gut vorbereiten, indem man z. B. Hände und Füße in einer Schüssel mit eiskaltem Wasser trainiert und beim Duschen kalte Phasen dazwischenschiebt, bevor man das Kältetraining ausweitet.

In Holland sowie in anderen Küstenregionen haben die Menschen den Brauch des »Anschwimmens« entwickelt: Man geht an Neujahr für eine kurze Zeit in die Nordsee und wird danach mit Decken und heißen Suppen versorgt.

Absolviert man jeden Morgen die Wim-Hof-Atemübung, kann man das Kältebad jeden Tag praktizieren.

Die Vorteile einer vermehrten Kälteexposition sind:

- Verbesserte Durchblutung
- Aktivierung des braunen (gesunden) Fettgewebes
- Produktion weißer Blutkörperchen (Immunsystem)
- Stärkung des gesamten Herz-Kreislauf-Systems
- Signifikante Reduktion des Risikos für Infarkte und Schlaganfälle

Zusammenfassung Code 04 – Atmung

- Praktizieren Sie mit verschiedenen Atemübungen die tiefe Bauchatmung.
- Erlernen Sie Atemübungen (siehe Literaturempfehlungen), die Sie in Stresssituationen wieder beruhigen.
- Treiben Sie täglich Ausdauersport, um automatisch richtig zu atmen.
- Praktizieren Sie mindestens einmal am Tag die Wim-Hof-Atemtechnik.
- Forcieren Sie ein regelmäßiges Kältetraining, und sei es auch nur in Form eines sehr kalten Fußbads. (Bitte beachten: zuvor und danach für angenehme Erwärmung sorgen!)

MENTALES TRAINING

FÜR EINE GESUNDE ATMUNG UND VITALITÄT

Nutzen Sie bitte für diesen Code die folgenden Einstellungen und beschäftigen Sie sich mit ihnen auf die gleiche Weise wie bei den ersten Codes. Seien Sie gerne spielerisch dabei und suchen Sie sich die für Sie besten Einstellungen aus den jeweiligen Codes heraus. So entwickeln Sie automatisch Ihren persönlichen mentalen Trainingsplan und beginnen damit, jeden Code gleichzeitig immer besser zu verinnerlichen.

Konkret bedeutet das, dass Sie sich die Einstellung auswählen, die bei Ihnen gerade die stärkste Wirkung oder Motivation auslöst. Finden Sie positive Nutzen und Wirkungen, die in Ihrem Leben entstehen, wenn Sie sich vorstellen, dass Sie bereits zu 100 Prozent nach dieser Einstellung leben. Im Idealfall finden Sie mehr als 10 Punkte zu jeder Einstellung.

Was gewinnen Sie, wenn Sie sich jeden Tag Zeit nehmen und bewusst atmen?

- »Je bewusster ich atme, desto mehr innere Ruhe, Gelassenheit und Gesundheit entwickle ich.«
- »Ich kann meinen Atem leicht und freudvoll tief in meinen Bauch strömen lassen und regeneriere dadurch in kürzester Zeit.«
- »Die Qualität meiner Atmung bestimmt die Qualität meiner Zellgesundheit und meiner Entspannung.«
- »Egal, wie anspruchsvoll meine Situation gerade ist, ich schaffe es immer wieder, mich durch eine bewusste Atmung zu zentrieren.«
- »Ich bin es mir wert, mir Zeit für mich und mein Wohlbefinden zu nehmen.«

....

....

....

....

....

....

....

....

Entgiftung – Code 05

Der letzte entscheidende Anti-Aging-Code, der direkt auf unseren physischen Körper wirkt – in Abgrenzung zu den Codes im nächsten Kapitel, die auf das mentale und emotionale System wirken –, ist das Entgiften des physischen Körpers. Das mag sich zunächst ein wenig seltsam anhören, denn jeder etwas medizinisch Gebildete weiß, dass unser Körper von allein eine gewisse Entgiftungsleistung erfüllt, also eigene Reinigungssysteme hat, die die aufgenommenen Gifte ausleiten. Das funktioniert in der Regel ganz ordentlich.

So filtern die ***Nieren*** unser Blut und leiten Abfallprodukte des Stoffwechsels aus. Dabei werden die Nieren auch von der ***Leber*** unterstützt, die verbrauchte rote Blutkörperchen abbaut. Die Leber speichert Eisen, Zucker und Vitamine, um sie an die Zellen weiterzuleiten. Auch der ***Darm*** hilft bei der Entgiftung; er verarbeitet die Nahrung, versorgt uns mit wichtigen Vitalstoffen und fängt Krankheitserreger und Bakterien ab.

Außerdem ist die ***Lymphflüssigkeit*** für die Körperentschlackung zuständig. Würde man sie in einem Gefäß sammeln, so würde man feststellen, dass sie die Menge an Blut deutlich übersteigt. Sie transportiert Schadstoffe ab und liefert frisches Zellmaterial.

Zu guter Letzt helfen unsere ***Schleimhäute,*** feine Partikel aus der Luft zu filtern. Auch Flimmerhärchen in den Bronchien und in der Luftröhre haben diese Aufgabe. Um die weitgehende Beseitigung gröberer Luftverschmutzungen kümmern sich Nase und Rachen; durch Husten, Räuspern und Niesen gelangen grobe Partikel erst gar nicht in den Körper. Und auch die ***Haut*** als größtes Entgiftungsorgan hilft uns durch Schwitzen bei der Entgiftung.

Aber reicht das auf Dauer? Nein, denn die Aufnahme von Giften hat sich in den letzten Jahrhunderten mehr als vertausendfacht, wie die nachfolgenden Beispiele zeigen. Manche Wissenschaftler sprechen sogar davon, dass wir bis zu einem Viertel unseres Körpergewichts an Toxinen mit uns herumtragen. Die Selbstreinigungsmechanismen unseres Körpers sind hoffnungslos überfordert.

So enthalten viele industriell produzierte Lebensmittel Substanzen, die unsere Organe attackieren sowie unsere kognitiven Fähigkeiten manipulieren können. In vielen Fertigwaren sind z. B. Konservierungs-, Farb- und Geschmacksstoffe enthalten. Oft gelangen sie gleichzeitig in den Körper, wodurch sich kaum vorhersehbare Risiken für die Vitalität und für die Gesundheit einstellen. Auch Phosphor oder Pestizide in Wurst und Käse, Pommes und Frikadellen sowie in Softgetränken machen uns zu schaffen. Und sie manipulieren unseren Körper, der für keine dieser Substanzen gerüstet ist.

Daneben gibt es sogenannte Akarizide gegen Milben, Fungizide gegen Pilze, Bakterizide gegen Bakterien. In der konventionellen Landwirtschaft werden unzählige Pestizide eingesetzt. Die Vereinten Nationen (UN) schätzen, dass jedes Jahr rund 200.000 Menschen an den Folgen einer Vergiftung mit Pflanzenschutzmitteln sterben.

Daneben reichern sich Metalle und Halbmetalle in unseren Körpern an: das giftige Schwermetall Cadmium (über Tabakrauch oder über Nahrung), Aluminium und Blei (über Abgase oder alte Wasserrohrleitungen) sowie Quecksilber und Arsen als hochgiftige Substanzen. Sie verkürzen unsere Lebenserwartung dramatisch, wenn wir nichts dagegen unternehmen.

Eine weitere Gefährdung stellen die elektromagnetischen Felder (EMF) dar. Was wir oft als »Elektrosmog« bezeichnen, ist nur in Ausnahmefällen wahrnehmbar, aber messbar. Dieses Gefahrenpotenzial erzeugt bei vielen Menschen Ängste – auch wegen der Komplexität des Themas, den widersprüchlichen Informationen und der in der Regel unbeabsichtigten Exposition.

Schutz vor elektromagnetischer Strahlung

Elektromagnetische Felder entstehen überall dort, wo Strom fließt oder Spannung anliegt bzw. gezielt Felder erzeugt werden (Mikrowellengeräte, Mobilfunk/Funk, Radar). Elektrische und magnetische Felder sind auf der Erde natürlicherweise vorhanden und haben sich über Jahrmillionen wenig verändert. Sie besitzen beim Menschen hinsichtlich der Zell-, Gehirn- und Herzaktivitäten eine entscheidende Bedeutung.

Aber diese natürlichen EMF wurden innerhalb von nur einer Generation durch künstliche EMF dramatisch überlagert. Die Wirkungen im Körper werden für die Niederfrequenz durch die Stromdichte und in der Hochfrequenz durch die spezifische Absorptionsrate (SAR) beschrieben. Nachgewiesen sind im Niederfrequenzbereich bei hoher Feldstärke Reizungen von Muskel-, Nerven- und Sinneszellen und im Hochfrequenzbereich Wärmewirkungen. Künstliche EMF verursachen in allen Zellen den bereits angesprochenen »oxidativen Stress«.

Besonders umstritten sind die EMF des Mobilfunks. Dabei ist die Gefahr bei Exposition gegenüber EMF von stationären Sendeantennen in der Regel geringer (es sei denn, man wohnt in naher Umgebung eines Mobilfunkmasts) als jene der nur scheinbar harmlosen Mobilfunkgeräte selbst. Auch beim weltweiten Ausbau des 5G-Netzes kann man erahnen, dass sich hier negative Auswirkungen auf den

Körper ergeben. Allerdings gibt es wegen der relativen Neuheit der technischen Entwicklung noch keine Langzeitstudien.

Da wir aber mit der Situation leben müssen, ist es ratsam, damit proaktiv umzugehen. Wie schon beim Thema »Relaxen und Schlaf« besprochen, sollten Sie WLAN und Smartphone über Nacht ausschalten und nur für die Zeit einschalten, in der Sie Nachrichten senden und empfangen möchten. Nicht nur im Schlafzimmer, sondern besonders auch im Kinderzimmer sollten WLAN, Mobiltelefon und Stromkreise vermieden werden. Das Smartphone kann tagsüber im Flugmodus bleiben (der jedoch nicht ganz strahlenarm ist!), wenn man es denn mit dem WLAN verbinden muss. Baubiologen können Strahlenfelder in der Wohnung ausmessen und spezielle sinnvolle Schutzmaßnahmen zur Abschirmung anraten.

Ebenfalls empfehlenswert sind gänzlich EMF-freie Zeiten, mindestens einmal im Jahr über mehrere Wochen hinweg. Wer einmal die Chance hat, z. B. im südamerikanischen Regenwald oder in den Bergregionen der Anden zu verweilen, kann den Effekt ausprobieren und wird extrem erholt und regeneriert zurückkommen.

Täglich schwitzen

Ein sehr guter Weg, um Giftstoffe aus dem Körper auszuleiten, ist das tägliche Schwitzen. Zugegeben, Schwitzen kann sehr unangenehm sein, aber es ist ein von der Natur vorgesehener wirkungsvoller Vorgang, um Toxine loszuwerden. Wenn die Körpertemperatur ansteigt, werden die Zellen stärker durchblutet, was die Fähigkeit des Körpers, Schadstoffe auszuleiten, enorm vergrößert.

Wie man das Schwitzen einleitet, ob durch ausgedehnte Saunagänge oder regelmäßige Aktivitäten wie Nordic Walking, flottes Wandern, Joggen oder auch Muskeltraining (wie beim Code 02 – »Bewegung« – beschrieben), ist dabei zunächst zweitrangig. Wichtig ist: jeden Tag schwitzen!

Bewegung stärkt das Immunsystem, regt den Stoffwechsel an und bringt den Kreislauf in Fahrt, sodass Gift- und Schadstoffe den Weg aus dem Körper leichter hinausfinden.

Detox-Lebensstil praktizieren

Die Entgiftung bildet einen wichtigen Eckpfeiler für das Erreichen eines hohen Alters. Um lebenslang und permanent zu entgiften – was wir als absolute Notwendigkeit ansehen –, ist die Einführung und Umsetzung eines maßgeschneiderten »Detox-Lebensstils« notwendig. Damit verbinden wir die Aufforderung, die wichtigsten beschriebenen Entgiftungsroutinen so in den Alltag einzubauen, dass sie wie selbstverständlich ausgeführt werden, ohne dass man sich darüber noch viele Gedanken zu machen braucht.

Die meisten Komponenten eines Detox-Lebensstils haben wir bereits in den vorhergehenden Abschnitten besprochen. Allmählich werden Sie erkennen, dass die Anti-Aging-Codes quasi wie Zahnräder ineinandergreifen und sich gegenseitig bedingen.

Hier also die wesentlichen Eckpfeiler zur täglichen Entgiftung:

- ***Fasten:*** entweder ein bis zwei Tage pro Woche oder Beschränkung auf maximal zwei Mahlzeiten täglich. Diese Maßnahme hilft besonders gut bei der regelmäßigen Entgiftung, da vermehrt Stammzellen sowie Immunzellen produziert werden, sodass weniger Entzündungen auftreten können. Die im Fettgewebe gelagerten Gifte können leichter abtransportiert werden. Zudem werden die Selbstheilungskräfte aktiviert und die Telomere verlängert.

- ***Bewegung und Sauna, um täglich zu schwitzen*** und das Lymphsystem zur Entgiftung anzuregen.

- ***Ein guter, erholsamer Schlaf*** mit Tiefschlaf und REM-Schlaf führt zur Regeneration, wodurch die Entgiftung stark aktiviert und begünstigt wird.

- ***Ausreichende tägliche Flüssigkeitszufuhr*** als Basis für die Ausleitung über die Haut und die Blase.

- ***Verzicht auf Produkte mit schädlichen Chemikalien*** (in Kleidung, Kosmetika, Reinigungsmitteln, Folien etc.).

Darmpflege

Als ein sehr wirkungsvolles Mittel zur Entgiftung sollten ab und zu Darmreinigungen durchgeführt werden. Hier gibt es unterschiedliche Methoden, deren Ursprung alle schon vor Tausenden von Jahren zum Erfolg führten. Durch Spülungen des Darms (Kolon-Hydro-Therapie) oder auch mithilfe pflanzlicher Mittel und Bauchmassagen werden Toxine und klebrige Abfälle von den Darmwänden gelöst und ausgeschieden. Man kann diese Prozeduren in jeder ganzheitlich orientierten Arzt- oder Heilpraxis durchführen lassen.

Zahngesundheit

Zahnstörfelder stellen die mit Abstand größte Giftquelle der westlichen Industrienationen dar. Hierzu zählt man neben den bereits bekannten »alten« Amalgam-Füllungen (Quecksilber) auch wurzelbehandelte Zähne und bestimmte (titanhaltige) Implantate. Die in diesen Zahnstörfeldern enthaltenen Toxine streuen und verstärken noch die elektromagnetischen Felder und führen am Ende gemeinsam mit weiteren Faktoren – wie chronischem Stress und chronischen Entzündungen – dazu, dass sie bis zu 80 Prozent an allen chronischen Erkrankungen beteiligt sind.

In der Schweiz wurde nachgewiesen, dass eine komplette Sanierung aller Zahnstörfelder zu einer verbesserten ATP-(Energie-)Produktion und Verlängerung der Telomere führte, was wiederum eine höhere Lebenserwartung zur Folge hat.

Hilfsmittel zum Entgiften

- Entgiftungspflaster verbessern die Schlafqualität, lindern Müdigkeit, Gelenk- und Muskelschmerzen, verbessern das Immunsystem und den Blutdruck.

- Toxine »saugt« man in erster Linie mit stillem Wasser und Kräutertee aus dem Körper heraus und verzichtet für diese Phase auf feste Nahrung. Für eine Entschlackung sind harntreibende Teesorten geeignet; hierzu gehören beispielsweise Löwenzahn-, Brennnessel- und Birkenblätter oder grüner Tee. Sie wirken entgiftend, regen den Stoffwechsel an und fördern die Fettverbrennung.

- Getränke aus Plastikflaschen sollten vermieden werden, da sie oft Phthalate enthalten, die krebserregend sein können. Glas- oder Keramikbehälter sind hier in jedem Fall zu bevorzugen.

- Zum Ausleiten von Aluminium und anderen Schwermetallen aus dem Körper sind neben dem altbewährten Koriander-Extrakt (bzw. Tinktur) auch Ionen-Fußbäder empfehlenswert. Auch Bärlauch und Chlorella helfen hier, ebenso wie eine »Chelat-Therapie«, bei der gezielt die individuell vorhandenen Schwermetalle ermittelt und mit geeigneten Chelat-Bindern ausgeleitet werden.

- Ein Glas Gin oder Gin Tonic am späten Nachmittag blockiert das Enzym Katalase und damit die Schwermetallaufnahme ins Gehirn. Gin besteht aus Wacholderbeeren, Koriander, Kardamom, Rosmarin und Salbei sowie weiteren Blüten und Schalen. Wacholderbeeren und Koriander regen die Nieren an und können somit beim Entgiften helfen. Aber wie schon Paracelsus sagte: »Die Dosis macht das Gift.« Die gesundheitsfördernden Wirkungen erhält man natürlich nur bei kleinen Genussmengen.

Zusammenfassung Code 05 – Entgiftung

- Detox-Lebensstil einüben, zu dem v.a. die folgenden Maßnahmen gehören:
- EMF-freie Zeiten sind bei Nacht ein absolutes Muss, aber auch tagsüber und im Urlaub sehr ratsam.
- Tägliches Schwitzen durch Sauna und/oder Bewegung.
- Mindestens 7 Stunden Nachtruhe bzw. Schlaf einhalten.
- Ausreichend Flüssigkeitszufuhr (am besten stilles Wasser).
- Fastenzeiten einlegen.
- Beseitigung aller Zahnstörfelder (Metalle gehören nicht in den Mund).
- Regelmäßige Darmreinigungen/Darmpflege durchführen.

MENTALES TRAINING

FÜR ENTGIFTUNG UND EIN BEWUSSTES LEBEN

Nutzen und aktivieren Sie hier wieder die für Sie wichtigste Einstellung, um die Inhalte dieses Codes aus tiefster Überzeugung in Ihr Leben integrieren zu können.

- »Ich bin mir wichtig. Deshalb kümmere ich mich gerne um mich und meine Gesundheit.«
- »Mir liegt etwas an mir. Das ist meine größte Freiheit.«
- »Ich achte aus Wertschätzung mir selbst gegenüber immer auf eine gesunde Atmosphäre in mir und um mich herum.«
- »Ich liebe mein Leben, und daher liebe ich es auch, regelmäßig zu entgiften.«

....

....

....

....

....

....

....

....

5.

Einbettung des Anti-Aging-Codes in die Einheit von Körper, Geist und Seele

Nachdem wir uns nun in der Theorie intensiv mit Ernährung, Bewegung, Entspannung, Atmung und Entgiftung beschäftigt haben – also mit Bereichen, die für jeden leicht nachvollziehbar, aber trotz allen Wissens im Alltag manchmal schwer umzusetzen sind –, wollen wir jetzt in andere Bereiche vordringen.

Wir steigen ein in die Grundlagen, wie eine Gewohnheit gebildet und Verhalten gesteuert wird, die wir immer wieder reflektieren dürfen; wir wollen uns mit regelmäßiger Gedankenhygiene und einem bewussten Umgang mit uns selbst befassen. In der Tat bildet der wertschätzende Umgang mit uns selbst die Basis für ein wertschätzendes Verhalten und Sein im menschlichen Miteinander.

Höchstwahrscheinlich werden manche Ansichten Sie ziemlich provozieren. Das ist gewollt, weil wir wachrütteln, Impulse setzen und eine Erweiterung von Sichtweisen und Blickwinkeln anregen wollen, denn wer immer das Gleiche denkt und tut, wird niemals ein anderes Ergebnis erreichen.

Auch wir Autoren haben uns auf den Weg gemacht, uns auf die positivste Art und Weise herauszufordern, aus gewohnten, oftmals eingefahrenen Denkbahnen und aus erlerntem Wissen auszusteigen sowie andere Meinungen zuzulassen und aufzunehmen, statt auf dem eigenen Standpunkt zu beharren. Nur auf diese Weise ist Entwicklung und Lebenserweiterung möglich.

Trifft die Schulmedizin auf Bereiche, deren Lehren womöglich noch nicht durch zahlreiche Studien belegt sind, gibt es verständlicherweise Zweifel bis hin zu starker Ablehnung und Widerstand. Die Meditationspraxis, die über Jahrzehnte verspottet, abgelehnt, kritisiert wurde, hat immerhin mittlerweile ihre Daseinsberechtigung gefunden und letztendlich den ihr gebührenden Platz eingenommen. Meditationskurse werden nun sogar von Krankenkassen angeboten und erstattet.

Zusammenhang von Geist, Emotionen und Körper – Teil 1

Anstatt den Körper in einzelne Organe zu trennen und sie – nach Fachrichtungen getrennt – isoliert zu behandeln, wird inzwischen vermehrt auf Ansätze zurückgegriffen, die den Menschen als Ganzes einbeziehen und vor allem das Zusammenspiel von Gedanken, Emotionen und Körperreaktionen als untrennbar sehen. Auch im Bereich der »modernen Medizin« gibt es mittlerweile Forschungsbereiche wie die Psychoneuroimmunologie, die Epigenetik oder die Energie- und Informationsmedizin, die den Menschen als Einheit von Gedanken, Emotionen und Körper betrachten. Alte Metaphern wie »Das schlägt mir auf den Magen«, »Dem ist eine Laus über die Leber gelaufen«, »Sie trägt eine schwere Last auf ihren Schultern« oder »Das geht uns echt an die Nieren« finden mittlerweile ein wissenschaftliches Fundament.

Es liegt uns fern, die Schulmedizin zu be- oder sogar zu verurteilen. Vielmehr möchten wir im Rahmen einer Blickwinkelerweiterung die Einladung aussprechen, aus mentalen Begrenzungen und verankerten Überzeugungen auszusteigen und sich anderen Betrachtungsweisen, Chancen und Wahrheiten zu öffnen.

Sobald wir akzeptieren können, dass ein Zusammenhang zwischen unseren Gedanken, Emotionen und Körperreaktionen besteht und jeder Mensch für seine Gedanken selbst verantwortlich ist, wird uns bewusst, dass wir unser Leben, unseren Alterungsprozess, unser Wohlbefinden und unsere Stimmung selbst beeinflussen können. Das mag logisch klingen, doch beim weiteren Durchdenken und Nachspüren fühlen wir vermutlich, dass darin einerseits eine große Freiheit, andererseits aber auch eine Bedrohung liegt.

Die Freiheit besteht darin, dass wir uns selbst ermächtigen können und somit erwünschte Lebenserweiterungen aus uns selbst heraus bewirken können. Denn wie schon Albert Einstein sagte: ***Geist steuert Materie.*** Was wir im Geist erschaffen, kann unter bestimmten Voraussetzungen auch in der materiellen Wirklichkeit Gestalt annehmen.

Die Bedrohung zeigt sich darin, dass keiner mehr die Verantwortung für sein Leben irgendjemand anderem übertragen kann, weil es ja an jedem Einzelnen von uns liegt, wie wir unseren Alltag, unsere Fitness usw. gestalten. Das ist unbequem, weil wir oftmals die Behaglichkeit des Vertrauten, unsere Komfortzone, verlassen müssen, um genau das Leben leben zu können, das wir »eigentlich« haben wollen.

Das ist in der Tat ein Phänomen, denn viele Menschen wollen ein anderes, vermeintlich besseres Leben, eine bessere Figur haben, jünger, vitaler und erfolgreicher sein usw. Doch bei der Frage, was sie denn bereit sind, dafür zu tun, lassen die Antworten häufig auf sich warten.

In den nachfolgenden Kapiteln wollen wir Sie auf eine Reise zu Ihnen selbst mitnehmen und Ihnen Anregungen bieten, wie es Ihnen gelingt, Veränderungen, Lebenserweiterungen und den Ausstieg aus alten, nicht mehr förderlichen Gewohnheiten mit Leichtigkeit und Freude zu gestalten. Damit ermächtigen Sie sich selbst, Ihren Alterungsprozess zu beeinflussen. Freuen Sie sich darauf! Wir tun es jedenfalls.

Zusammenhang von Geist, Emotionen und Körper – Teil 2

Was bedeutet dieser direkte Zusammenhang von Gedanken, Emotionen und Körperreaktionen?

Rein biologisch funktionieren wir noch wie in der Urzeit, ganz nach dem Prinzip »Mammut und Keule«. Wir tragen einen uralten Überlebensinstinkt in uns, der damals im wahrsten Sinn des Wortes über Leben oder Tod unserer Vorfahren entschied. Er aktiviert im Ernstfall unseren Stressmetabolismus. Wittern wir eine Gefahr, wird unser gesamtes System in Bruchteilen von Sekunden auf Kampf oder Flucht vorbereitet.

Im Grunde ein hochintelligenter und brillanter Mechanismus. Die Krux ist nur, dass das System nach dem Aussterben der Mammuts immer noch in der gleichen Art und Weise funktioniert. Deshalb beschreibt die WHO Stress als die größte Bedrohung des 21. Jahrhunderts. Mehr dazu im Abschnitt »Stressmanagement« bei Code 06 – »Innere Arbeit«.

An dieser Stelle ist es wichtig, zu verstehen, dass das Wittern einer potenziellen Gefahr mannigfaltige Reaktionen im Körper auslöst.

So funktionieren wir

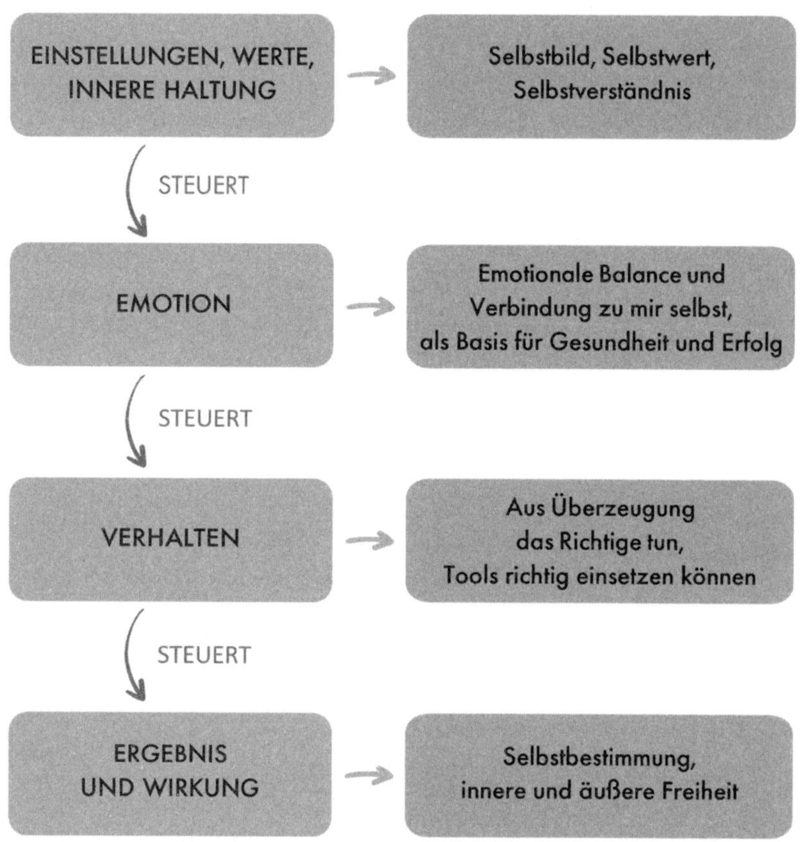

↑ << Zusammenhang
von Gedanken, Emotionen und Verhalten >>

Schon ein bloßer Gedanke kann für die Ausschüttung bestimmter Körperchemikalien sorgen – auch ohne dass die gewitterte Gefahr tatsächlich besteht. Das bedeutet, dass jeder Gedanke, der eine Emotion auslöst, auch immer eine Körperreaktion schaltet; dann werden Hormone und Nervenbotenstoffe ausgeschüttet, die immer eine Auswirkung auf die Zellen haben.

Ihr Glaube, dass Sie etwas *nicht* schaffen, löst vermutlich ein Gefühl von Angst, Sorge oder Zweifel, womöglich sogar Panik aus. Diese Emotionen aktivieren folglich den Überlebensinstinkt, und Ihr Körper wird auf Kampf oder Flucht vorbereitet – mit all den Reaktionen, die wir später noch erläutern werden. Diesem Gedanken folgt eine Reaktion und/oder ein Verhalten. Und wie benimmt sich jemand, der denkt und fühlt, dass er es nicht schafft? Das ist unschwer zu erraten.

Tragen Sie hingegen den unerschütterlichen Glauben in sich, dass Sie es schaffen, werden in Ihrem Körper jede Menge positiver Emotionen wie Freude, Vertrauen und Mut aktiviert. Es werden reichlich Hormone und Nervenbotenstoffe ausgeschüttet, die Sie zuversichtlich stimmen und einen positiven Einfluss auf Ihre Zellen haben. Und wie verhält sich jemand, der fest daran glaubt, dass er es schafft?

Wie sagte Henry Ford: »Ob du glaubst, dass du es schaffst, oder ob du glaubst, dass du es nicht schaffst – du behältst auf jeden Fall recht.«

Der Glaube, die Aufgabe zu bewältigen, ist natürlich kein Garant dafür, dass auch immer alles klappen wird. Aber die Wahrscheinlichkeit ist deutlich höher, genauso wie die Motivation, nach einem Scheitern nicht einfach aufzugeben, sondern es erneut zu versuchen. Viel entscheidender, als nur auf das Ergebnis zu schauen, ist die innere Haltung sowie das Gefühl, während Sie etwas tun.

Nochmals kurz und bündig: Unsere Gedanken, unser Glaube, unsere innere Haltung steuern sowohl unsere Körperreaktionen und unsere Emotionen als auch unser Verhalten im Alltag.

Wir beide sind davon überzeugt, dass in den nächsten Jahren noch bahnbrechende Erkenntnisse und Studien folgen werden, aus denen hervorgeht, welchen Einfluss der Geist auf den Körper hat – und somit auf die Gesundheit und auf den Alterungsprozess. Wohl dem, der nicht auf die Studie wartet, sondern seinem Gefühl vertraut und diese Erkenntnisse bereits heute für sich nutzt.

Geist über Materie

Albert Einstein, Nils Bohr, Werner Heisenberg, Max Planck und weitere Atomphysiker haben erstaunliche wissenschaftliche Erkenntnisse hervorgebracht. Einstein hat mit seiner Formel $E=mc^2$ bewiesen, dass alle atomaren Teilchen aus Energie und (Licht-)Geschwindigkeit bestehen. Er hat bewiesen, dass Masse in Energie umgewandelt werden kann und umgekehrt. Das bedeutet, Materie ist nichts anderes als verdichtete Energie. Dabei besteht ein Atom zu 99,999999999 Prozent aus Energie und nur zu 0,000000001 Prozent aus Materie. Wenn wir das wirklich zu verstehen beginnen, öffnet sich unser Bewusstsein für die Möglichkeiten, die wir selbst erschaffen oder verändern können.

Die Erde hat einen Plus- und einen Minuspol, ebenso wie alle Lebewesen auf der Erde. Das heißt, dass sowohl die Erde als auch wir Menschen ein elektromagnetisches Feld um uns herum haben. Mit der Erkenntnis bekommt die Aussage »Du hast aber eine tolle Ausstrahlung« eine zusätzliche, weit über das Gewohnte hinausgehende Bedeutung.

Dabei produzieren Gedanken und Gefühle elektrische und magnetische Impulse. Wenn Gedanken und Emotionen miteinander verschmelzen, entstehen elektromagnetische Impulse, die wiederum ein elektromagnetisches Feld kreieren.

Wir lernen also, dass wir durch unser bewusstes Denken und das Auslösen von Emotionen einen bewussten Einfluss auf unser Leben, unseren Alterungsprozess und alle weiteren Dinge in unserem Leben nehmen. Bislang haben wir es unbewusst kreiert und es als Fakt angenommen, dass Altern und Krankheit normal seien. Wenn wir nun beginnen, bewusst zu werden und zu bleiben, produzieren wir andere Schwingungen und Energien in unserem elektromagnetischen Feld. Das hat wiederum Einfluss auf die Zellen und den Alterungsprozess. Wir haben viel mehr in der Hand, als uns hinlänglich bekannt ist.

Gedanken und Gefühle sind mittels eines Elektroenzephalogramms (EEG) und eines Magnetenzephalogramms (MEG) messbar. Angst hat beispielsweise eine sehr niedrige Schwingungsfrequenz, wohingegen Dankbarkeit eine sehr hohe Schwingungsfrequenz hat.

Darüber hinaus löst jeder Gedanke eine Emotion und einen chemischen Prozess im Körper aus. An das Ausschütten der Nervenbotenstoffe gewöhnt sich der Körper im Lauf der Zeit; er fordert dann immer wieder die gleichen Nervenbotenstoffe ein, sobald er sich daran gewöhnt hat.

Sind wir also daran gewöhnt, immer wieder Ängste zu produzieren, lösen diese jedes Mal die gleichen chemischen Prozesse aus, nach denen der Körper regelrecht verlangt. Es entsteht eine Art Sucht, und wir streben förmlich nach Situationen und Gelegenheiten, um diese Sucht zu befriedigen. Deshalb machen wir immer wieder Dinge wider besseres Wissen.

Diese Erklärung kann aber nicht als Entschuldigung dafür dienen, in diesem Verhalten stecken zu bleiben.

C.G. Jung hat in dem Zusammenhang über die ***Synchronizität*** gesprochen: Das physische, »materialisierte« Ereignis folgt dem inneren Ereignis, das zunächst »nur« aus Gedanken und Gefühlen bestand.

Alles ist Schwingung und Energie. Es ist wie mit den Radiowellen: Sie schwirren umher, und je nachdem, welchen Sender wir wählen, empfangen wir ein bestimmtes Programm. Mit Veränderung der Schwingungsfrequenz am Radio können wir andere Sender bzw. andere Musik empfangen.

Wie würden sich wohl unser Alterungsprozess und alle anderen Lebensprozesse verändern, wenn wir uns selbst ermächtigen, die Frequenz unserer Gedanken und Emotionen zu verändern? Wie das geht, lesen Sie bei Code 07 über das Auflösen falscher Glaubenssätze.

Zum Thema »Alterungsprozess« liegt eine spannende Studie der Harvard-Psychologieprofessorin Ellen Langer vor. Sie schuf 1979 ein Zeitreise-Haus, in dem eine Gruppe von Männern im Alter zwischen Ende 70 und Anfang 80 eine Woche lang lebten. Das Zeitreise-Haus simulierte den Bewohnern dieses Experiments die Zeit 20 Jahre zuvor, also 1959. Die Einrichtung, die Elektrogeräte, die Kleidung, die die Menschen in dem Haus trugen, alles entsprach dem Stil Ende der 1950er-Jahre. Selbst die Ausweise der Studienteilnehmer enthielten keine aktuellen Fotos, sondern solche, auf denen sie 20 Jahre jünger waren. Nach nur einer Woche konnte man bei den Probanden deutliche Verbesserungen der Gesundheitszustände messen, viele waren dank ihrer nunmehr jugendlicheren Körperhaltung tatsächlich größer, und ihre Gesichter hatten sich verjüngt, auch laut der Einschätzung neutraler Betrachter.

Es sind demnach nicht unbedingt unsere Körper, die unserem Leben Grenzen setzen, sondern eher unsere Überzeugungen über diese Grenzen.

Vom ***Placebo-Effekt*** haben Sie ganz gewiss schon gehört, sodass wir nicht näher darauf eingehen müssen. Das Ergebnis ist eindeutig und lässt sich einfach zusammenfassen: ***Der starke Glaube bzw. der Geist kann Berge versetzen.***

Am Ende dieses Kapitels möchten wir nochmals Bruce Lipton erwähnen, den Autor des Buchs »Intelligente Zellen«, der längst den wissenschaftlichen Beweis geliefert hat, dass externe Signale – wie Umwelt und Ernährung – sowie die internen Signale – wie Gedanken und Emotionen – eben Stress oder Entspannungszustände auslösen und dass diese unsere Gene beeinflussen.

Zusammenfassung

- Geist (Gedanken), Emotionen und Körper sind nicht trennbar und bedingen einander.
- Durch unsere Gedanken und Emotionen haben wir einen großen Einfluss auf unseren Körper.
- Die Quantenphysik eröffnet neue Dimensionen und Chancen, die wir nutzen sollten.

Innere Arbeit – Code 06

Nun haben Sie einiges über den Zusammenhang von Gedanken, Emotionen und Körperreaktionen erfahren und eine kurze Reise in die Welt der Quantenphysik unternommen. Auf dieser Grundlage möchten wir Ihnen einen Überblick geben, was Sie in Ihrem Alltag tun können, um Ihren Alterungsprozess positiv zu beeinflussen. Unter »innerer Arbeit« werden wir Ihnen einige Techniken anbieten, die Sie allein durchführen, nach innen gerichtet, wo die Quelle Ihrer größten Kraft und Energie liegt. Die positive Wirkung dieser inneren Arbeit ist inzwischen wissenschaftlich anerkannt.

Meditation

Nach einer jahrzehntelangen Schmähung der Meditation in der westlichen Kultur gibt es heutzutage zahlreiche Angebote für unterschiedliche Formen der Meditation. Lassen Sie es uns so ausdrücken: Es gibt nur *eine* falsche Form der Meditation, nämlich gar nicht zu meditieren. Menschen sind verschieden, und wir empfehlen, einfach spielerisch an das Thema heranzugehen und herauszufinden, welche Art der Meditation Ihnen am meisten zusagt und bei Ihnen am besten funktioniert.

Man kann allerdings drei grundsätzliche Meditationsarten unterscheiden:

- Konzentrierte Aufmerksamkeit
- Nicht-wertendes Beobachten
- Automatisches Transzendieren

Während man sich bei der ***Konzentrierten Aufmerksamkeit*** so stark auf etwas fokussiert (z. B. auf den eigenen Atem oder ein bestimmtes Bild), dass erst gar keine »störenden« Gedanken entstehen, lässt man solche Gedanken beim ***Nicht-wertenden Beobachten*** zu, man lässt Gedanken kommen und gehen, ohne sie zu bewerten. Während man bei der Konzentrierten Aufmerksamkeit sowie beim Nicht-wertenden Beobachten auf der Ebene der Gedanken verweilt, taucht man beim ***Automatischen Transzendieren*** auf die tiefste Bewusstseinsebene hinab, in der alle Gedanken und Emotionen überschritten oder transzendiert werden. Alle drei Arten der Meditation sind extrem wertvoll.

Letztendlich hat Meditation nur ein Ziel: Sie soll unser Gehirn vom hochfrequenten Betawellen-Bereich (Leben im Stress- und Überlebensmodus) in den Alpha- oder sogar Thetawellen-Bereich (tiefe Bewusstseinsebene) bringen. Was aber bedeutet das genau?

Im hochfrequenten Beta-Bereich denken und bewerten wir und sind oftmals von negativen Gedanken beherrscht. Wir versuchen dann, das dadurch ausgelöste negative Gefühl durch besonders viel Aktivität zu kompensieren. Im hohen Beta-Bereich, der für Angst und Stress steht, kommt der Kopf einfach nicht zur Ruhe, permanentes Denken findet statt. Der Geist sucht sich immer Beschäftigung; innere Leere und Erschöpfung machen sich irgendwann breit. Doch so, wie wir in der Natur Ebbe und Flut haben, brauchen wir auch Anspannung und Entspannung – körperlich wie geistig. Mit etwas Übung ist Meditation die einfachste und effektivste Form, den Geist zu beruhigen und den hochfrequenten Beta-Bereich zu verlassen.

Wenn wir durch die Meditation in den Alpha- oder sogar Theta-Zustand wechseln, kommt das Großhirn zur Ruhe, der Frontallappen wird aktiv, die Gehirnaktivität wird heruntergefahren. Unmittelbar nach der Meditation fühlen wir uns vielleicht etwas müde oder schläfrig; das ist ein Zeichen, dass wir überlastet sind. Wer regelmäßig meditiert, wird feststellen, dass Meditation gleichzeitig belebend und beruhigend wirkt.

Eines sollten wir gerade zu Beginn des Meditierens *nicht* versuchen, und zwar bewusst Gedankenfreiheit zu erzeugen. Dieser Drang, doch endlich die ständigen Gedanken zu stoppen, die uns während der Meditation durch den Kopf gehen, stresst uns zusätzlich, und wir fragen uns dann, warum es uns einfach nicht richtig gelingen will. Dadurch produzieren wir negative Gedanken, zweifeln möglicherweise an uns selbst und sind in der Stressfalle gefangen. Sodann werden sämtliche Stresshormone aktiviert und ausgeschüttet, und der Effekt der gewünschten Meditation schlägt ins unerwünschte Gegenteil um. Es ist besser, Gedanken einfach kommen und wie Wolken am Himmel vorüberziehen zu lassen. Es ist eine bewusste Entscheidung, sich keine Gedanken über die aufkommenden Gedanken zu machen.

Wir wollen Ihnen gleich eine erste Idee geben, wie so eine Meditation durchgeführt werden kann ...

- Suchen Sie sich einen ruhigen Ort, an dem Sie wenigstens für 5 Minuten ganz ungestört sind. Stellen Sie sich für die Meditation bitte keinen Wecker. Das Wecksignal würde Sie zu abrupt herausreißen, und das fühlt sich nicht gut an. Besser ist es, im Vertrauen zu sein, dass Ihre innere Uhr weiß, wann die 5 Minuten vorbei sind. Mit etwas Übung funktioniert das sehr präzise.

- Setzen Sie sich aufrecht auf einen Stuhl, die Fußsohlen berühren den Boden. Legen Sie die Hände mit den Handflächen nach oben auf die Oberschenkel.

- Nehmen Sie zu Beginn vier langsame, tiefe Atemzüge, wobei Sie länger ausatmen als einatmen. Dadurch aktivieren Sie Ihr parasympathisches Nervensystem; es ist zuständig für Entspannung und Ruhe.

- Nach den vier Atemzügen denken Sie beim Einatmen an das »A« und beim Ausatmen an das »O«. Wir sprechen hier gerne vom »Alpha und Omega« der Atmung – Alpha als der erste und Omega als der letzte griechische Buchstabe. Durch das A und O ist Ihr Geist fokussiert. Es ist wie ein Mantra. Dadurch haben sämtliche Alltagsgedanken, die immer wieder auftauchen, weniger Raum, und die Entspannung findet leichter statt. Falls doch ein Gedanke kommt: Alles gut – halten Sie ihn nicht fest, lassen Sie ihn einfach weiterziehen.

- Am besten legen Sie jetzt das Buch beiseite und beginnen mit der Meditation. Wir wünschen Ihnen viel Freude dabei und eine wunderbare Zeit. Lassen Sie alle Erwartungen los, dass irgendetwas Spektakuläres passieren soll. Machen Sie sich frei von der Erwartung an sich selbst, wie gut oder tief die Meditation sein soll. Sammeln Sie Erfahrungen, genießen Sie es und seien Sie offen für das, was geschieht.

Stressmanagement

Stress – der Begriff ist in aller Munde. Was aber genau ist Stress – und vor allem, was löst Stress im Körper eigentlich aus und welche Konsequenzen hat dies für unsere Gesundheit? Wir laden Sie jetzt auf eine spannende Reise durch einen von Stressgefühlen beherrschten Körper ein.

Stressfalle – Mammut und Keule

Wir Menschen scannen seit ehedem permanent unsere Umwelt, um zu prüfen, wo Gefahr lauert und ob wir unser Überleben sichern müssen. Von unserem biologischen Aufbau her funktionieren wir Menschen noch wie zu Urzeiten. Zwar hat sich unser Gehirn in den letzten Jahrtausenden deutlich entwickelt – unser biologisches Reaktionsverhalten ist aber quasi noch auf dem alten Stand.

In unserem Gehirn und unserem Zentralnervensystem sitzt die große und mächtige Schalt- und Steuerzentrale, von der alles ausgeht. Hier werden sämtliche Körperreaktionen, Organfunktionen und quasi jede Fingerbewegung geschaltet und koordiniert. Auch alle Erfahrungen, Situationen und Eindrücke unseres Lebens werden hier gespeichert. Wenn sich eine Situation im Leben wiederholt, haben wir also einen Erfahrungswert, auf den wir zurückgreifen können. Das sichert unser Überleben umso schneller und sicherer. Die Prozesse im Gehirn laufen in Sekundenbruchteilen ab – für uns nicht spürbar und schon gar nicht bewusst wahrnehmbar.

Wenn das Gehirn über unsere Sinneswahrnehmungen Sehen, Riechen, Schmecken, Hören und Fühlen etwas wahrnimmt, löst es über die gelernten Erfahrungswerte eine Emotion und dann eine Körperreaktion aus. Von Wahrnehmung zu Wahrnehmung bzw. von Gedanke zu Gedanke wird entweder eine Entspannungs- oder eine Anspannungsreaktion ausgelöst.

Stress ist eine durch negativ bewertete Wahrnehmungen und/oder Gedanken ausgelöste Körperreaktion – eine Stressreaktion, die unseren Körper in rasender Geschwindigkeit auf Kampf oder Flucht vorbereitet. Wir funktionieren – das können wir nicht oft genug betonen – biologisch noch wie zu Urzeiten, nur heißen die Mammuts von heute beispielsweise Zeit- und Erfolgsdruck, Existenzsorgen, Verlust- oder Versagensängste u.v.a.

In verschiedenen Bereichen der Medizin ist belegt, dass ein einziger negativer Gedanke wie beispielsweise »Oh Hilfe, wie soll ich das bloß schaffen?!« mit dem dazugehörigen Gefühl in unserem Körper genau die gleichen Reaktionen auslöst, wie wenn wahrhaftig ein Mammut – eine konkrete Gefahr – vor uns stünde. Jeder negative Gedanke aktiviert unseren Überlebensinstinkt, und unser Körper wird auf Kampf oder Flucht vorbereitet. Dafür werden die Stresshormone Adrenalin und Noradrenalin ausgeschüttet. Insgesamt entstehen (bei fehlender Gefahr) bis zu 22 schädliche Körperreaktionen – wir sprechen vom sogenannten ***Stressmetabolismus.***

Außerdem sorgt das Stresshormon Cortisol dafür, dass die innere Drehzahl nicht nur kurz hochschnellt, sondern für einen längeren Zeitraum im oberen Bereich bleibt – eben für Flucht oder Kampf. Es unterdrückt dabei die Produktion von Glückshormonen und vom Schlafhormon Melatonin. Je nachdem, wie viele negative, stressende Gedanken wir pro Tag denken, kann es zu Schlafstörungen kommen und der nervöse Zustand kann sogar zum Dauerzustand werden.

Dies wiederum begünstigt Depressionen und Burn-out. Unser Immunsystem wird dann zunehmend geschwächt, auch die Allergieschwelle sinkt. Das Immunsystem ist für Flucht oder Kampf nicht von Bedeutung, denn im Angriffsfall geht es ja um das kurzfristige Überleben, nicht um unsere Gesundheit.

Zucker und Fett werden zur Energieversorgung der Muskulatur in Bruchteilen von Sekunden ausgeschüttet – der Blutzucker- und Blutfettspiegel steigt unmittelbar. Mit der Zeit erhöht sich das Risiko für Diabetes Typ 2, Arteriosklerose, Schlaganfall und Herzinfarkt, weil wir den Zucker und das Fett nicht verbrauchen. Denn wir flüchten eben nicht aktiv, sondern sitzen oder stehen: im Auto im hektischen Straßenverkehr, in Krisenbesprechungen oder zu Hause vor dem Fernsehgerät. So entstehen Verkalkungen und Plaques in unseren Gefäßen. Die Herz- und Pulsfrequenz sowie der Blutdruck steigen sofort. Das Ziel: das Blut schneller fließen zu lassen, um die Muskulatur sofort mit Energie – sprich: mit Sauerstoff, Fett und Zucker – versorgen zu können.

Und das alles geschieht nur, weil wir einen alltäglichen Gedanken denken – ohne Mammut oder Säbelzahntiger im Nacken.

Wir besitzen ein hocheffizientes, schnelles und faszinierendes System zur Erhaltung der eigenen Art, was uns kurzfristig vor Gefahren schützt. Wir sind also hervorragend ausgestattet, um zu überleben, aber nicht, um wirklich lange gesund und glücklich zu sein.

Darüber hinaus erhöht sich der Muskeltonus, die Muskeln spannen sich an, und dies erneut mit jedem negativen Gedanken. Verspannungen bis hin zum Bandscheibenvorfall sowie Spannungskopfschmerz und chronische Schmerzzustände sind oft die spürbaren Folgen.

Die Denkleistungsfähigkeit im Großhirn wird bei Stress heruntergefahren – für Flucht oder Kampf ist bewusstes Denken eher hinderlich, denn es dauert zu lange. Unser Gehirn stellt sich auf schnelle Reflexe um, unsere Konzentration und die Denkleistung sinken.

Wenn Sie jemals in ein intensives Streitgespräch verwickelt waren, ist Ihnen vielleicht aufgefallen, dass Ihnen die besten Argumente erst etwa 20 Minuten nach dem Gesprächsende eingefallen sind. Das ist eine typische Wirkung. Im Alltag kosten uns negative Gedanken den Fokus auf das Wesentliche sowie viel Zeit, die wir sinnvoller einsetzen könnten.

Je mehr negative Gedanken oder Stressgedanken wir uns pro Tag zumuten, umso mehr wird auch das Hungergefühl unterdrückt. Abends, wenn dann der Stresslevel und die Anspannung etwas nachlassen, entsteht das berühmte Heißhungergefühl: Unser Gehirn signalisiert, dass es besser ist, Reserven anzulegen, falls morgen wieder so ein Tag folgt und wir kaum etwas zu uns nehmen können. Also rein mit den vielen Kalorien ... und möglichst viel bunkern! Die jetzt erforderliche schwere Verdauung kann uns zu allem Überdruss den Schlaf kosten, und die Fettpölsterchen siedeln sich dann gerne an den unterschiedlichsten Stellen des Körpers an, z. B. in Form des sogenannten »Hüftgolds«.

Die Lust auf Sex lässt mit jedem negativen Gedanken nach: Angesichts des Säbelzahntigers oder des Mammuts ergibt die mit der potenziellen Fortpflanzung verbundene Aktivität biologisch ja keinen Sinn – was allerdings auch zur Belastung der Beziehung führen kann. Besonders durch die steigende Konzentration freier Radikale im Körper und durch den erhöhten Stoffwechsel altern unsere Zellen schneller, als es eigentlich erforderlich wäre. Es kann sogar zur Zelldegeneration kommen und damit zum Anstieg des Krebsrisikos.

Unser Denken hat Konsequenzen, kurz-, mittel- und langfristig. Seien wir uns dessen stets bewusst!

Je häufiger wir Stressgedanken haben, desto mehr lösen wir auch die möglichen kurz-, mittel- und langfristigen Konsequenzen auf unsere

Gesundheit und Lebensqualität aus. Im Regelfall spüren wir die Wirkung eines einzelnen Gedankens im Körper nicht, denn unsere Sensoren sind nach außen und nicht nach innen gerichtet. Wir spüren den Stress erst, wenn er schon extrem hoch ist, etwa an unseren feuchten Händen. Manchmal können wir bei anderen Menschen rote Ohren oder hektische rote Flecken im Gesicht und am Hals sehen – ein Zeichen für einen erhöhten Blutdruck.

Und das alles nur, weil wir denken! Positive Gedanken haben übrigens genau die gegenteilige emotionale und körperliche Wirkung, nämlich eine Entspannungsreaktion. Bei positiven Gedanken werden Dopamin und Serotonin ausgeschüttet – körpereigene Hormone, die unsere Gesundheit fördern.

Alles beginnt im Kopf – Stress und Krankheit ebenso wie Wohlbefinden und Gesundheit!

Deshalb ist es so wichtig, dass Sie das Vertrauen in sich selbst immer weiter stärken und sich darin üben, mit sich selbst verbunden zu sein. Das ist eine wesentliche Grundlage, um Stress im Alltag zu vermeiden.

Mit den in diesem Kapitel vorgestellten Übungen der Meditation, Achtsamkeit und Dankbarkeit sowie mit der Anleitung zum Auflösen falscher Glaubenssätze bei Code 07 erhalten Sie Techniken und Inspirationen, um ein gutes und effizientes Stressmanagement zu betreiben und somit Ihren Alterungsprozess positiv zu beeinflussen.

Dankbarkeit

Nun wollen wir uns mit einem wunderschönen und auch sehr mächtigen Gefühl beschäftigen, und zwar mit der Dankbarkeit. Gemäß den Forschungsergebnissen des US-amerikanischen Psychiaters David R. Hawkins, der sich mit den unterschiedlichen Bewusstseinsebenen befasst hat, ***weist Dankbarkeit eine der höchsten Schwingungsfrequenzen auf*** und hat einen ***direkten Einfluss auf die Zellen und deren Alterungsprozess.*** Deshalb ist es in jeder Hinsicht überaus sinnvoll, dass wir immer wieder in die Dankbarkeit »eintauchen«, um in uns selbst ein gutes Gefühl auszulösen.

Oft fehlt uns im Alltag scheinbar die Zeit dafür. Wenn der Kopf in der hohen Betafrequenz (hoher Angst- und Stresslevel) schwingt, haben wir uns selbst nicht im Blick und nehmen uns keine Zeit für uns. Dann müssen wir funktionieren und Leistung erbringen – meist unter Druck. Wer jedoch den Mechanismus verstanden hat, kann sich »Reminder« bauen, um sich bewusst Zeit für Dankbarkeit zu nehmen.

Wer regelmäßig aufschreibt, wofür er dankbar ist, wird feststellen, dass es im Wesentlichen die vielen vermeintlichen Selbstverständlichkeiten sind, die gar nicht so selbstverständlich sind. Mit dieser Blickwinkelerweiterung bekommt man auf einmal eine neue Sicht auf sich und auf das Leben. Ganz nebenbei produziert der Körper Hormone und Nervenbotenstoffe, die einen positiven Einfluss auf die Zellen haben. Und das einfach nur, weil wir uns in Dankbarkeit geübt haben.

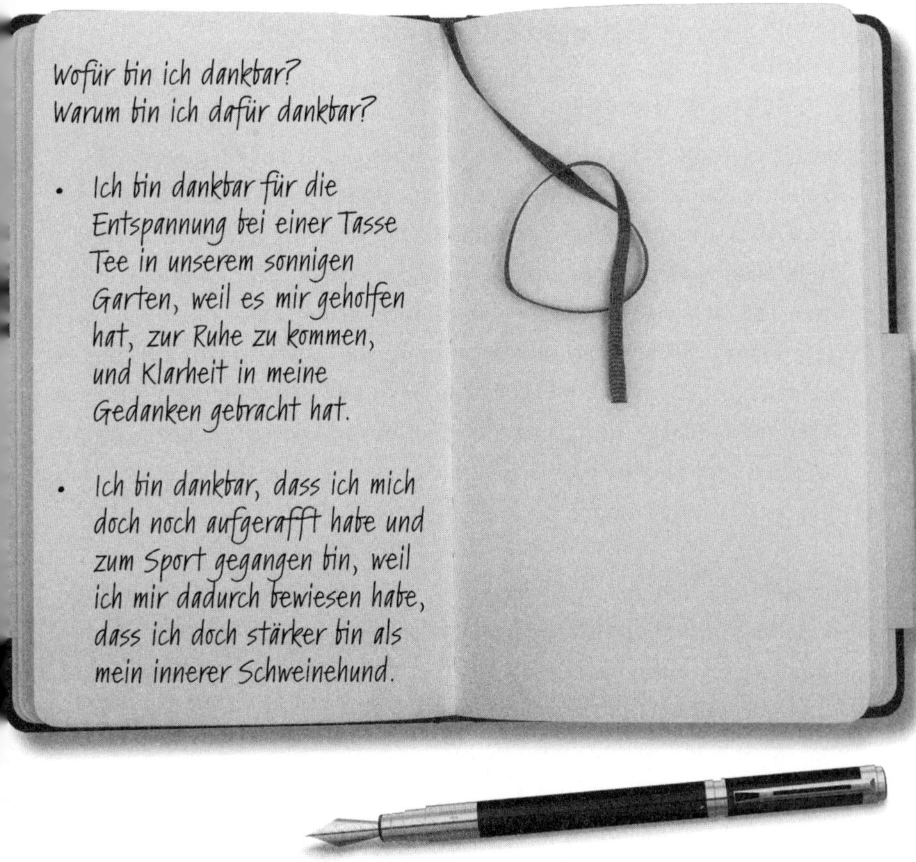

Wofür bin ich dankbar?
Warum bin ich dafür dankbar?

- *Ich bin dankbar für die Entspannung bei einer Tasse Tee in unserem sonnigen Garten, weil es mir geholfen hat, zur Ruhe zu kommen, und Klarheit in meine Gedanken gebracht hat.*
- *Ich bin dankbar, dass ich mich doch noch aufgerafft habe und zum Sport gegangen bin, weil ich mir dadurch bewiesen habe, dass ich doch stärker bin als mein innerer Schweinehund.*

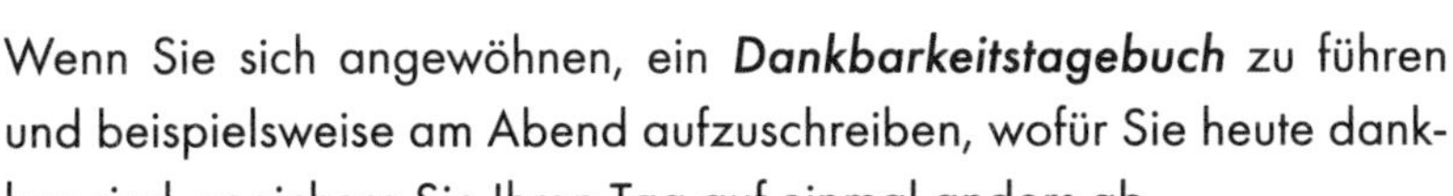

Wenn Sie sich angewöhnen, ein ***Dankbarkeitstagebuch*** zu führen und beispielsweise am Abend aufzuschreiben, wofür Sie heute dankbar sind, speichern Sie Ihren Tag auf einmal anders ab.

Da wir normalerweise, bedingt durch unseren Überlebensinstinkt und den Stressmetabolismus, auf das Negative schauen, werden Tageserinnerungen oft negativ abgespeichert. Doch mit dieser einfachen Übung können Sie das Blatt wenden. Ein großer Verstärker ist es, wenn Sie sich zusätzlich notieren, *warum* Sie dankbar sind. Dann wird es noch besser spürbar, und der Effekt wird deutlich erweitert.

Bewusstheit und Achtsamkeit

Bestimmt haben Sie schon einiges über Achtsamkeit gehört. Viele Gelehrte, beispielsweise der weltweit angesehene Meditationslehrer Jon Kabat-Zinn, bieten Achtsamkeitskurse an. Dort werden Menschen angeleitet, wie sie bewusst in den gegenwärtigen Moment kommen und sich selber wieder spüren lernen. Es sind einfache Übungen, um die Präsenz zu fühlen und mitzubekommen, was gerade in einem selbst vorgeht; um Gedanken bewusst wahrzunehmen, ohne in ihnen zu versinken und ohne sich Gedanken über die Gedanken zu machen. Ja, es hat eine gewisse Ähnlichkeit mit Meditation; es geht um den bewussten Moment.

Diese Praxis hilft uns im Alltag, damit sich das Unterbewusstsein nicht verselbstständigt und uns gewohnheitsmäßig und routiniert durch den Tag führt, ohne dass wir uns bewusst erfahren. Wenige Minuten dieser Übungen reichen schon aus, damit wir uns wieder energiegeladen und präsent im Jetzt fühlen.

Selbst eine Alltagsübung erweist sich als sehr effektiv: Sie können sich immer wieder fragen, ob Ihnen das guttut, was Sie gerade machen oder vorhaben. Es geht dabei noch nicht darum, andere Entscheidungen zu treffen oder etwas zu vermeiden, sondern vorerst »nur« um die Achtsamkeit, mitzubekommen, ob Sie etwas tun, weil Ihr Unterbewusstsein und die alte Gewohnheit Sie dazu verleiten, oder ob Sie achtsam mit sich sind und sich Ihrer selbst bewusst sind.

Achtsamkeit bedeutet für uns auch, einen bewussten Umgang mit Medien zu pflegen. So können Sie beispielsweise darüber nachdenken, ob und wie häufig Sie Medien wie Fernseher und Tageszeitung konsumiert haben, die tendenziell negative Meldungen zur Steigerung von Zuschauer- und Auflagenzahlen nutzen.

Sobald sich Ihr Geist daran gewöhnt hat, immer bewusster zu sein und sich im Moment zu erfahren, können Sie in der Folge auch Entscheidungen treffen und selbst-bewusst auf das verzichten, was Ihnen nicht guttut und was Sie ohnehin nicht mehr tun möchten.

Letztlich geht es darum, präsent und bewusst zu sein. So können Sie beispielsweise bei einem Spaziergang genau beobachten, wie der Fuß bei jedem Schritt aufsetzt, wie sich der ganze Körper dabei anfühlt.

Oder Sie beobachten Ihren Atem, wie langsam oder schnell Sie atmen, wie tief der Atem in Ihren Bauch strömt. Wie fühlt es sich an, wenn Sie die Luft für 5 Sekunden anhalten und dann 10 Sekunden ausatmen?

Die vermeintlich kleinen Übungen im Alltag helfen uns, aus dem Unterbewusstsein und den kreisenden Gedanken auszusteigen und den Moment bewusst wahrzunehmen. Allein der gegenwärtige Augenblick ist der Moment, in dem unser Leben stattfindet.

Erwartungs- und Bewertungsfreiheit

Kommen wir nun zu einem Bereich, der maßgeblich dafür ist, wie gelassen wir im Alltag sind oder wie sehr wir uns durch jemanden bzw. durch etwas im Außen beeinflussen lassen und damit unseren Stressmetabolismus aktivieren und unsere Zellen schädigen. Es geht um Erwartungen, die wir an uns selbst und/oder an andere haben.

Zum einen sollten wir prüfen, ob es übersteigerte Erwartungen an uns selbst gibt, die uns nicht zur Ruhe kommen lassen. Ein Zustand der

Zufriedenheit ist nur schwer erreichbar, solange hohe Erwartungen an uns selbst und an unsere Leistung bestehen. Klar, Erwartungen an uns selbst treiben uns auch an, die Komfortzone zu verlassen, besser zu werden, Bestleistungen zu erreichen usw. Wenn aber kein Limit nach oben gesetzt wird, kann keine Zufriedenheit, innere Ruhe und Ausgeglichenheit entstehen.

Darüber hinaus stellt sich die Frage, was wir von anderen erwarten. Oftmals haben wir überzogene Erwartungen an andere, weil sie etwas kompensieren oder ausgleichen sollen, das wir selbst nicht in uns tragen, und weil wir ein bewusstes oder unbewusstes Defizit verspüren. Gerade in Partnerschaften kommt es häufig zu Auseinandersetzungen und Konflikten, wenn der oder die andere doch bitte gewisse Erwartungen erfüllen soll. Wenn wir erwarten, dass der andere uns glücklich machen soll, ist die Beziehung im Grunde zum Scheitern verurteilt. Niemand ist dafür verantwortlich, den anderen glücklich zu machen. Jeder ist selbst seines Glückes Schmied.

Wer eine Erwartung hegt, offenbart damit, dass er ein Mangelgefühl hat: Der Partner oder die Partnerin soll eine Lücke füllen. Dieser »erwartende« Mensch fühlt sich mangelhaft und unvollständig. In dem anderen löst die Erwartung nach dem Motto »Nun sieh doch endlich, was ich von dir brauche!« einen Erfüllungsdruck aus. Dabei gibt es unterschiedliche Reaktionsmuster: Entweder jemand füllt die Lücke, um es dem anderen recht zu machen; dabei werden aus einem ungesunden, übersteigerten Harmoniebedürfnis heraus häufig die eigenen Bedürfnisse unterdrückt. Oder jemand nimmt das Bedürfnis des anderen überhaupt nicht wahr, sodass die Enttäuschung beim Erwartenden nicht ausbleibt. Wird der Erfüllungsdruck jedoch verspürt, kann es zu Reaktionen wie Verteidigung oder Flucht im Sinne des uralten Überlebensinstinkts kommen: Der Betroffene fühlt sich genötigt, ja förmlich gezwungen und reagiert harsch, oder er flieht aus der Situation, beispielsweise in Form von Ablehnung, Schweigen oder Ablenkung.

All dies führt in jedem Fall zu einem negativen Gefühl – und zwar bei beiden Parteien.

Deshalb ist es sinnvoll, sich in Erwartungsfreiheit zu üben. Allein das bewusste Wahrnehmen von Erwartungen trägt zur Lösung bei. Man kann sich dann die Fragen stellen: »Was genau erwarte ich eigentlich? Welches Gefühl ist damit verbunden? Wie kann ich diese Erwartungen selbst erfüllen?« Wenn das gelingt – und es ist leichter, als man denkt –, kommt man der inneren Freiheit einen großen Schritt näher.

Die Schamanen am Amazonas praktizieren das seit Langem und haben so tatsächlich keinen oder wenig Stress. Sie sagen: »Prima«, wenn morgens gutes Wetter ist. Sie freuen sich auch über Regen, weil er den Pflanzen hilft zu gedeihen. Da sie es ohnehin nicht beeinflussen können, haben sie keinerlei Erwartung an das Wetter.

Ganz ähnlich verhält es sich mit der Bewertungsfreiheit. Wieso fällt es Menschen oftmals so schwer, die anderen einfach so sein zu lassen, wie sie sind? Die meisten Kommunikationskonflikte entstehen, weil wir die Meinung des anderen und seine Bewertungen persönlich nehmen und denken, er sei gegen uns. Dann fühlen wir uns dazu angestachelt, in die Diskussion einzusteigen und unseren Standpunkt zu verteidigen. Obwohl doch gar nichts passiert ist. Der andere hat nur eine andere Ansicht.

Sind zwei Menschen unterschiedlicher Meinung, versuchen sie oft, den anderen von der eigenen Meinung zu überzeugen. Wer kann die besseren Argumente vorbringen? Wer schreit lauter? Am Ende haben beide verloren, und keiner fühlt sich wirklich gut.

Wenn wir eine innere Haltung einnehmen können, dass unser Gegenüber mit seiner Meinung doch aus seiner Perspektive recht hat und seine Ansicht nichts mit unserer eigenen Sichtweise zu tun hat, müssen wir in keine Diskussion einsteigen. Zwei Meinungen können friedlich nebeneinanderstehen. Dank dieser Freiheit können die beiden Gesprächspartner in einen Austausch einsteigen und ihre Meinungen vertreten, ohne den anderen überzeugen zu wollen. Das wäre eine bereichernde Kommunikation.

In beiden Fällen, sowohl bei der Erwartungs- als auch der Bewertungsfreiheit, geht es jeweils immer »nur« um einen selbst. Im Rahmen der eigenen inneren Arbeit kann jeder für sich selbst sorgen und die ungestillten Bedürfnisse befriedigen. So gelangt man in einen inneren Zustand, in dem andere Menschen und Ereignisse nicht persönlich genommen werden, sondern man die Angelegenheit einfach bei dem anderen belassen kann. Das ist keine Gleichgültigkeit, sondern eine besondere Art von Zugewandtheit.

Vergebung

Vergebung ist im Prinzip der Verzicht auf einen Schuldvorwurf gegenüber einer anderen Person oder einer Gruppe. Solange wir in einer »Opferrolle« sind, werden wir negative Assoziationen nicht los. Da ist es hilfreich, entsprechende Techniken der Vergebung durchzuführen, und zwar auch ohne Beteiligung der vermeintlich »Schuldigen«. Dies hilft dabei, die eigene Last, die unser Leben beeinflusst und überschatten kann, zu vermindern oder ganz loszulassen.

Geeignete Techniken sind aus der fernöstlichen Kultur bekannt, aber auch aus anderen geografischen Regionen. Ein Meister wie Jesus Christus hat sogar um Vergebung für jene gebetet, die ihn töteten: »Vater, vergib ihnen, denn sie wissen nicht, was sie tun.«

Auf Hawaii – und von dort herkommend seit Jahren auch in der westlichen Welt – kennt man das Ho'oponopono. Das Wort bedeutet im Grunde »etwas in Ordnung bringen«, »etwas wiedergutmachen«, »etwas ausgleichen, »in Harmonie bringen« usw. und ist eine ursprüngliche Technik der Hawaiianer für Vergebung und Versöhnung (siehe Literaturempfehlungen).

Zusammenfassung Code 06 – Innere Arbeit

- Meditation ist ein wesentlicher Schlüssel für Anti-Aging.
- Übungen zur Dankbarkeit kommen auch der Zellstruktur zugute.
- Stress ist die größte Gefahr für die Gesundheit im 21. Jahrhundert.
- Leben Sie bewusst und achtsam, damit Sie den gegenwärtigen Moment und das Leben besser genießen.
- Vermeiden Sie, Situationen oder Personen zu bewerten oder zu verurteilen, dann verknüpft Ihr Gehirn damit auch keine Erwartungen, die enttäuscht werden können. Bewertungs- und Erwartungsfreiheit reduzieren deutlich Ihren Stress.
- Mit der richtigen Vergebungstechnik helfen Sie am besten sich selbst.

ANLEITUNG ZUM FÜHREN EINES DANKBARKEITSTAGEBUCHS AM ABEND

- Wählen Sie ein schönes, unbeschriebenes Notizbuch aus und überlegen Sie, wofür Sie heute dankbar sind. Schreiben Sie die wichtigsten drei Danksagungen hinein.
- Wiederholen Sie dieses kurze Ritual jeden Abend.

ANLEITUNG FÜR DIE DURCHFÜHRUNG EINES VERGEBUNGSRITUALS

Sind Sie bereit, ein Gefühl der universellen Liebe zu erzeugen? Es geht also nicht darum, wer wem beispielsweise eine emotionale Verletzung zugefügt hat, sondern darum, die Energiefrequenz in sich herzustellen, die dank der universellen Liebe Heilung und Verjüngung auslöst.

- Legen Sie Ihre Hände mit den Handflächen nach oben in Ihren Schoß oder auf die Oberschenkel.
- Schließen Sie die Augen und führen Sie die Bauchatmung durch:
  Einatmen – Ihr Bauch wölbt sich nach außen.
  Ausatmen – Ihr Bauch zieht sich etwas zurück.
- Atmen Sie gleichmäßig und ruhig.
- Kommen Sie immer mehr in Ihre Mitte und spüren Sie, wie Sie ruhiger werden. Ihr Körper fühlt sich leicht, gelöst, entspannt an.
- Jetzt denken Sie an Ihr Thema. Holen Sie es herbei als Farbe, Form, Bild – wie auch immer es auftaucht.
- Sprechen Sie mehrmals die folgenden vier Sätze hintereinander:

  Es tut mir leid.
  Bitte verzeih mir.
  Ich liebe dich.
  Danke.

- Diese vier Sätze wiederholen Sie regelmäßig in dieser Reihenfolge. So lange, bis sich bei Ihnen ein Gefühl der universellen Liebe einstellt. Oder ein Glücksgefühl. Oder sobald Sie wissen, sehen, fühlen, dass sich Ihr Thema aufgelöst bzw. transformiert hat.

- Während des Wiederholens können verschiedene Gefühle in Ihnen aufsteigen. Lassen Sie sie zu und werten Sie nicht. Seien Sie neutral und ehrlich zu sich selbst.

- Das Gefühl der universellen Liebe oder des Glücks lassen Sie einige Zeit auf sich wirken.

- Nehmen Sie schließlich ein paar tiefe Atemzüge, bevor Sie die Augen öffnen.

- Bedanken Sie sich beim Universum.

- Notieren Sie gegebenenfalls Ihre Gedanken.

Auflösen falscher Glaubenssätze – Code 07

Die in unserem Unterbewusstsein abgespeicherten Gedanken und Glaubenssätze sind überaus machtvoll. Über 95 Prozent unseres täglichen Verhaltens und unserer Reiz-Reaktions-Muster entstehen aus unserem Unterbewusstsein bzw. den dort verankerten Glaubenssystemen.

Schon in der Kindheit haben viele von uns gehört, wir seien »dafür noch zu klein«, wir sollten »aufpassen, dass nicht ...«. In der Jugendzeit hieß es, wir müssten bedenken, »was die anderen über uns reden, wenn wir ...«, und wir müssten uns anstrengen, weil es »ohne Fleiß keinen Preis« gebe, bis hin zu der Androhung »Solange du deine Füße unter meinen Tisch stellst ...«. Vom Beginn unseres Lebens an sind wirklich viele unterschiedliche Muster und Glaubenssätze in unserem Unterbewusstsein gespeichert, die unser Leben steuern.

Diese Glaubenssätze rufen in uns ein negatives Gefühl hervor, wirken permanent in uns und stellen somit auch eine Basis für chronischen Stress dar. Sämtliche Schicksalsschläge, traumatische Erfahrungen, Verluste, Dramen und auch immer wieder gefilterte Meinungen, beispielweise der Eltern, Erzieher und der Freunde, haben wir von klein auf als unsere eigene Wahrheit übernommen, und diese Prägungen beeinflussen unseren Alterungsprozess. Doch ist all das wirklich unsere eigene Wahrheit – oder haben wir möglicherweise Dogmen und »ver-rückte« Ansichten übernommen?

Ob Sie sich selbst vertrauen oder ob Sie immer an sich zweifeln – das ergibt nicht nur einen großen Unterschied hinsichtlich Ihrer Außenwirkung, Ihres Tuns und Ihrer Zufriedenheit mit Ihrem eigenen Leben, sondern hat auch eine direkte Auswirkung auf Ihre Zellen und die Zellalterung.

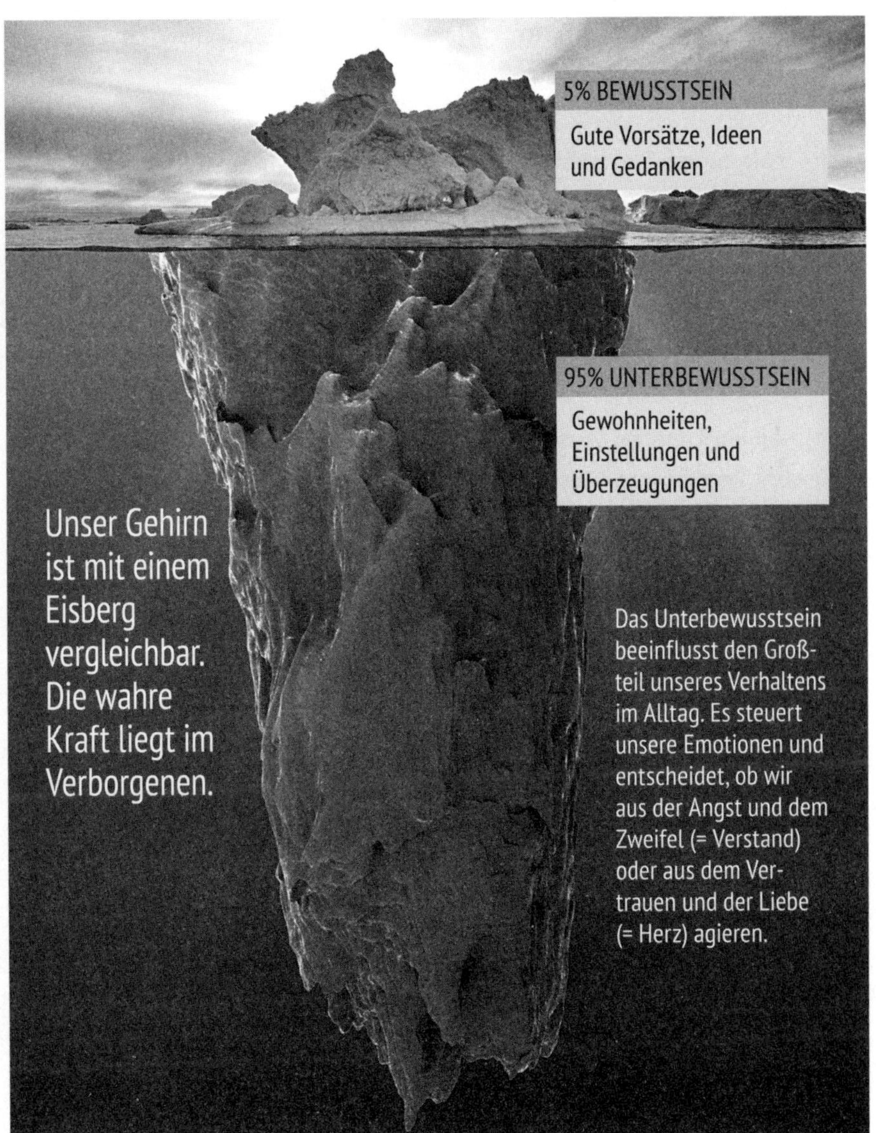

↑ << Bewusstsein und Unterbewusstsein >>

Das Gute ist: Die Gehirnforschung, die Neurobiologie und die Epigenetik liefern Beweise, dass wir unser Glaubenssystem über ein gezieltes Training bewusst verändern können.

Im Folgenden beschreiben wir den Weg von dem blockierenden Glaubenssatz (Inkompetenz) bis hin zum bereichernden Glaubenssatz (Kompetenz) in vier Stufen.

Stufe 1: Unbewusste Inkompetenz

Mit einem Unterbewusstsein, das zu 95 Prozent unser Verhalten und unsere Reaktionsmuster steuert, fahren wir sinnbildlich wie auf einem Schienennetz durch unser Leben. Die Regeln, Werte, Einstellungen und Glaubenssätze, die wir erlernt haben, machen demnach förmlich unser Leben aus. Neben den guten und förderlichen Einstellungen und solchen Glaubenssystemen, die uns ein Leben nach unseren Vorstellungen bescheren, gibt es allerdings auch Einstellungen und Überzeugungen, die uns blockieren oder daran hindern, das zu leben oder zu erreichen, wonach wir uns eigentlich sehnen. So funktionieren wir Menschen.

Irgendwann treten bei vielen von uns Ereignisse oder Lebensphasen ein, die uns unsanft wecken bzw. unangenehm wachrütteln: der sogenannte ***Weckruf des Lebens.*** Das können beispielsweise eine Krise oder bedeutende Veränderungen bis hin zu Krankheiten bzw. entsprechenden Diagnosen sein.

Stufe 2: Bewusste Inkompetenz

Wenn wir einen solchen Weckruf erfahren, versuchen wir zuerst auf der Ebene des Verhaltens eine Veränderung herbeizuführen. Wir entscheiden beispielsweise, ab sofort gesünder zu essen, uns mehr zu bewegen und den Stress zu reduzieren. Nach kurzer Zeit, wenn der Druck oder der Schock nachgelassen hat, fallen wir häufig in die alten Gewohnheiten zurück. Zu mächtig ist der Schlendrian, das automatische, oft bequeme bzw. unreflektierte Verhalten.

Menschen im Bereich der bewussten Inkompetenz beginnen ihre Einstellungen, Glaubenssysteme und Überzeugungen kennenzulernen. Sie finden heraus, wie sie über etwas denken und fühlen – etwas, das schließlich zu diesem Aufwachen oder Wachrütteln geführt hat.

Anknüpfend an das obige Beispiel: Wenn wir uns dabei erwischen, wie wir denken: »Ich bin so frustriert – ich brauche was Süßes«, »Heute habe ich keine Lust auf Sport – morgen ist auch noch ein Tag«, oder: »Ich muss doch funktionieren«, dann haben wir aus der unbewussten Inkompetenz eine bewusste Inkompetenz gemacht. Wir haben uns selbst und unser Muster erkannt.

So steht es schon im Tempel von Delphi (440 v. Chr.): »Gnothi seauton«, d. h. ***»Erkenne dich selbst«.*** Und mit dem Erkennen unseres Selbst haben wir zumindest die halbe Strecke auf dem Weg zum Erfolg erreicht. Jetzt können wir nämlich beginnen, unsere Gedanken, Einstellungen und Glaubenssysteme zu verändern.

Stufe 3: Bewusste Kompetenz

Nach diesem Erkennen können wir uns bewusst auf den Weg machen, unsere ***Gedanken, Einstellungen und Glaubenssysteme neu auszurichten.*** Dafür entwickeln wir vorerst Gedankenmuster, die genau das Gegenteil der alten, blockierenden Einstellungen auslösen. Gepaart mit einer Emotion wird aus einer im Unterbewusstsein verankerten Einstellung eine starke Überzeugung. Wir formen nun neue Muster, die ein gewünschtes Verhalten und Ergebnis auslösen, beispielsweise:

Alte Einstellung	>	Neue Einstellung
Sport ist Mord.	>	Ich liebe und genieße es, Sport zu treiben.
Ich esse, was mir schmeckt.	>	Ich esse, was mir schmeckt und meine Gesundheit fördert.
Morgen ist auch noch ein Tag.	>	Ich bin mir wichtig, und deshalb ist jetzt die beste Zeit.
Ich muss doch funktionieren.	>	Ich entscheide, wann ich etwas tue.

Mit diesen neuen Gedankenmustern und Einstellungen haben wir nun auf der bewussten Ebene eine neue Kompetenz entwickelt.

Stufe 4: Unbewusste Kompetenz

Über die bewusste Beschäftigung mit diesen neuen Gedankenmustern und Einstellungen bauen wir ***neue synaptische Verbindungen*** in unserem Gehirn auf, sodass die neuen, wünschenswerten Überzeugungen allmählich von unserem Bewusstsein in unser Unterbewusstsein wandern und sich dort verinnerlichen und verankern. Der Unterschied zu positivem Denken besteht darin, dass jeder Gedanke oder die Einstellung nicht nur gedacht werden soll, wenn es darauf ankommt, sondern in einem festen Ritual erfolgt, um eine schnelle und dauerhafte Wirkung zu erzielen.

Dabei ist es entscheidend, dass Sie den Gedanken nicht nur denken. Sie müssen ***vor Ihrem geistigen Auge ein Bild davon entwickeln, wer und wie Sie sein möchten,*** was Sie tun wollen und wie Sie sich verhalten möchten. Vor allem müssen Sie die damit verbundenen ***angenehmen, wohltuenden Emotionen*** spüren, die durch diese neuen Gedanken in Verbindung mit dem Bild ausgelöst werden. Die Verknüpfung der Einstellung mit dem Bild vor dem geistigen Auge, den weiterführenden Gedanken sowie den Emotionen (wie beispielsweise Dankbarkeit, Erleichterung usw.) ergibt die Grundlage für eine intensive und nachhaltige Wirkung.

Mentale Techniken, wie sie auch im Profisport angewandt werden, sind ein einfaches und hocheffektives Instrument, um Blockaden und Begrenzungen auf der mentalen Ebene zu erkennen und zu verändern.

Wenn beispielsweise zwei Weltranglistenspieler auf dem Tenniscourt aktiv sind, beherrschen beide ihre Profession. Sie sind physisch im besten Zustand. Gewonnen wird zum Großteil »im Kopf«. Derjenige, der mental stark ist und von sich und seinem Sieg überzeugt ist, wird am Ende mit großer Wahrscheinlichkeit auf der Siegertreppe stehen.

Die Frage, warum Tennis-Asse jeden Tag mehrere Stunden üben und trainieren, ist einfach zu beantworten: Lernen durch Wiederholung. ***Durch die Wiederholung werden Abläufe im Unterbewusstsein verankert,*** um sie schließlich im Spiel in Sekundenbruchteilen abrufen zu können. Nebst der spielerischen Kompetenz, der physischen Verfassung trainiert jede Profisportlerin und jeder -sportler heute mental, um die eigenen Gewinnchancen signifikant zu erhöhen.

Diese Techniken und Methoden lassen sich auf leichte und entspannte Art in den Bereich des privaten Lebens übertragen und wirken dort gleichermaßen, oftmals natürlich mit deutlich weniger Aufwand.

Möchte man nun in diese Form des Mentaltrainings einsteigen, muss zuerst herausgefunden werden, welche Einstellungen und Glaubenssätze denn im Unterbewusstsein überhaupt zu einem bestimmten Thema oder Lebensbereich verinnerlicht sind. Wir nennen es die ***Standortbestimmung.***

Im Rahmen der Standortbestimmung können Sie sich beispielsweise folgende Fragen stellen:

- Wie denke ich über das Altern?
- Wie denke ich über Gesundheit?
- Wie denke ich über Erfolg?
- Wie denke ich über meine Fähigkeit, Einfluss auf meinen Alterungsprozess, meine Gesundheit und meinen Erfolg im Leben zu haben?

Damit kommen Sie einen entscheidenden Schritt voran. Sie lernen sich besser kennen und verstehen.

Da unser Gehirn zum größten Teil über den sogenannten visuellen Kanal arbeitet (also Bilder vor dem geistigen Auge), ist es absolut hilfreich, dass Sie eine Vision von sich selbst entwickeln, wer und wie Sie im Idealzustand sein wollen, wie Sie sich fühlen wollen und was Sie daraus resultierend tun wollen. Damit geben Sie Ihrem Gehirn einen neuen Impuls, eine neue Richtung.

Den meisten Menschen fällt es leicht, zu benennen, was sie *nicht* wollen, *nicht* können oder was sie *nicht* haben. Das aber hält sie im Zustand des Mangels fest. Wir dürfen uns daher im Klaren sein, was wir *wirklich* wollen. ***Wir entwickeln sozusagen ein Bild von uns in unserem absoluten Idealzustand und fangen an, es in unser Unterbewusstsein zu implementieren, damit es uns folglich im Alltag zu 95 Prozent steuert.***

Von dort aus beginnen wir dann, neue Einstellungen und Glaubenssätze zu entwickeln, die dieses Selbstbild zu 100 Prozent unterstützen und fördern. ***Das Zusammenspiel zwischen dem Selbstbild, positiven, motivierenden Einstellungen und starken, positiven Emotionen ist der Schlüssel für den nachhaltigen Erfolg.***

Außerdem werden ***die alten, noch blockierenden Glaubenssysteme aufgelöst und gelöscht.*** Hierzu gibt es unterschiedliche Techniken und Methoden. Einige davon beschreiben wir bei Code 08, in dem wir uns der Energieheilung zuwenden.

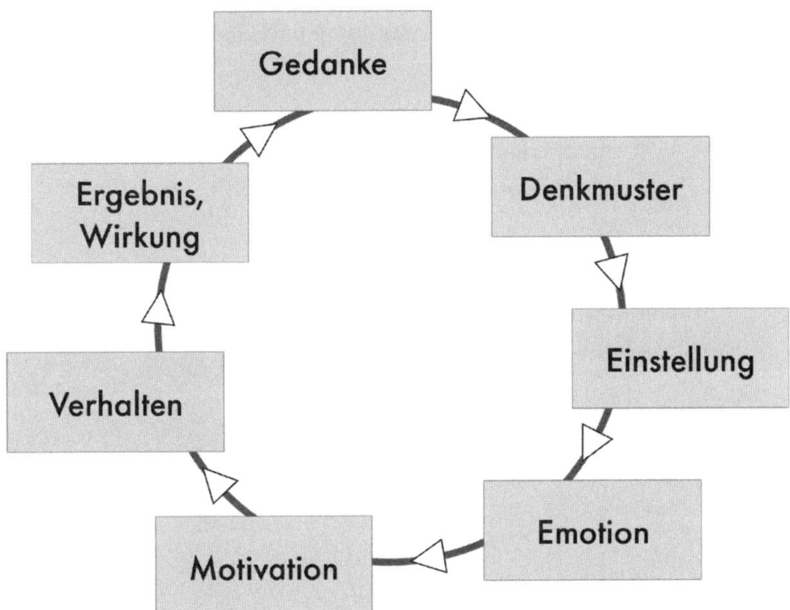

<< 60.000–70.000 Gedanken pro Tag: Sich wiederholende Gedanken werden zu Denkmustern. Daraus bilden sich Einstellungen, die im Unterbewusstsein verankert und mit Emotionen verknüpft sind. Negative Emotionen lösen eher eine Demotivation aus, positive Emotionen eine Motivation. Daraus entsteht ein Verhalten – auch in Form von Vermeidungsstrategien bei negativen Einstellungen und Emotionen. Jedes Verhalten zieht ein Ergebnis bzw. eine Wirkung nach sich. So erklärt es sich auch, warum wir nicht einfach unser Verhalten auf der Ebene unseres Verhaltens ändern können. Es sind die Einstellungen in Verbindung mit den Emotionen, die unser Verhalten steuern. >>

Zusammenfassung Code 07 – Auflösen falscher Glaubenssätze

- Unser Unterbewusstsein steuert unser Verhalten zu 95 Prozent.
- Wir können unsere Glaubenssysteme und Überzeugungen gezielt verändern.
- Das Auflösen blockierender Einstellungen und Überzeugungen verzögert die Zellalterung.
- Wir können uns nicht dauerhaft gegen unsere Überzeugung verhalten. Daher beginnt jede nachhaltige Veränderung auf der Ebene unserer Überzeugungen.

Energieheilung – Code 08

Falls Sie sich bislang noch nicht mit dem Thema »Energie und Heilung« beschäftigt haben, mag es Ihnen befremdlich anmuten, oder Sie glauben womöglich, dass das Hokuspokus sei. Vielleicht haben Sie aber auch schon positive Erfahrungen gesammelt oder nehmen zumindest eine neutrale Haltung ein. Aufgeschlossenheit gegenüber diesem Thema ist in jedem Fall förderlich, weil es einen entscheidenden Faktor beim künftigen Umgang mit Ihrem körpereigenen System, Ihren Zellen, Ihren Erinnerungen und Ihrem Bewertungssystem bildet. Die Energieheilung bezieht sich im Wesentlichen auf die Ergebnisse der Quantenphysik.

Gedanken und Emotionen erzeugen über die ***Herz-Hirn-Kohärenz*** ein elektromagnetisches Feld, das sich auf unsere Zellen und sogar auf unsere DNA auswirkt. Die Herz-Hirn-Kohärenz bedeutet, dass der Herzrhythmus eng mit der Gehirnfrequenz verbunden ist, d.h., das Herz beeinflusst das Gehirn und umgekehrt.

Durch bewusstes Denken und die Wiederholung lebensdienlicher, gesundheitsförderlicher Gedanken wollen wir Gedankenmuster aufbauen, die eine positive Emotion auslösen und somit das gewünschte elektromagnetische Feld kreieren, das eine Zellregeneration bis hin zur Zellheilung auslöst. Sie erinnern sich: Das Atom besteht nur zu 0,000000001 Prozent aus Materie. Wir füllen also das, was zu 99,999999999 Prozent aus nichts als leerem Raum besteht, mit einer gewünschten Energie, die sich im Körper positiv auswirkt.

Mittlerweile gibt es zahlreiche Techniken und Ansätze auf dem Gebiet der Energieheilung. Auch das in den 1960er-Jahren entdeckte Testverfahren des bekannten US-amerikanischen Onkologen Prof. Dr. John Diamond wird bei vielen Methoden der Energieheilung als probates

Mittel genutzt, um erfolgreich und präzise zu testen. Es ist die Rede vom ***kinesiologischen Muskeltest.***

Während uns der Verstand oft nicht die Wahrheit über uns selbst sagt, finden wir die Wahrheit immer im Körper. ***Der Körper lügt nicht.*** Und das ist auch logisch, wenn wir uns an die Auswirkungen von Stress im Körper erinnern: Eine der 22 Körperreaktionen ist die Veränderung der Muskelspannung. Während der Verstand sagt, dass alles in Ordnung sei, hat der Körper längst reagiert. Diese Reaktion kann mithilfe des kinesiologischen Muskeltests ausgetestet werden. Die Veränderung der Muskelspannung gibt uns Auskunft darüber, was in unserem System, maßgeblich in unserem Unterbewusstsein, vor sich geht. Damit können wir den Verstand umgehen und direkte Informationen aus dem Unterbewusstsein abrufen.

Für die energetische Behandlung gibt es unterschiedliche Vorgehensweisen, die jedoch alle darauf abzielen, unbewusste Blockaden und Muster zu lösen. Sind diese erfolgreich gelöst, kann die Körper-Geist-Seele-Einheit wieder in den harmonischen Ursprungszustand gelangen. Sobald diese Ursprungsenergie wieder fließt, werden automatisch unsere Selbstheilungskräfte aktiviert. Falls wir nicht mit unserem Verstand das alte Muster rekonstruieren, wird die erwünschte Wirkung dauerhaft sein.

Abhängig davon, wie viele alte Verknüpfungen und Verschaltungen es im Unterbewusstsein und im Zellsystem gibt, sind möglicherweise wiederholte energetische Behandlungen notwendig. Mit dem kinesiologischen Muskeltest kann anschließend getestet werden, ob das Muster bzw. die Blockade tatsächlich gelöst ist. Dann ist nämlich eine andere Rückmeldung der Muskelspannung zu beobachten. Dieser Vorher-Nachher-Test ist insofern spannend, weil er selbst dem »Ungläubigen« die Rückmeldung und Bestätigung gibt, dass sich etwas spürbar verändert hat.

Jeder Gedanke schaltet immer eine Emotion und eine Körperreaktion. Die Hormone und Nervenbotenstoffe sind entweder belastend (Ausschüttung von Stresshormonen) oder förderlich (Ausschüttung von Serotonin, Dopamin und Endorphinen). Wenn wir durch Energieheilung Blockaden im Unterbewusstsein auflösen, verändert sich das Grundgefühl und es werden weniger Stresshormone produziert. Es ist ein feinstofflicher Prozess, der mittlerweile durch unterschiedliche Forschungsbereiche seine offizielle Daseinsberechtigung erhalten hat, auch wenn er einem breiten Publikum noch nicht vertraut ist.

In einem kleinen **Selbsttest** können Sie den Unterschied fühlen:

Setzen Sie sich auf einen Stuhl und stellen Sie einen Timer auf 60 Sekunden. Schließen Sie die Augen und denken Sie eine Minute lang an das Thema, das in Ihnen gerade den ***größten Stress*** auslöst: etwas im Job, in Ihrer Partnerschaft, etwas, wovor Sie ***Angst*** haben ... Nach dem Signal des Timers spüren Sie nach, wie Sie sich fühlen: Welche Gedanken kreisen in Ihrem Kopf, wie fühlt sich Ihr Körper an? Wie entspannt oder angespannt sind Sie gerade? Welche Emotionen entstehen, wenn Sie gedanklich in ein Stressthema einsteigen?

Nach einer kurzen Pause stellen Sie den Timer noch mal auf 60 Sekunden. Nehmen Sie danach fünf tiefe Atemzüge; atmen Sie in den Bauch hinein. Danach denken Sie bei jedem Einatmen an das Wort ***»Ja«*** und beim Ausatmen an das Wort ***»Danke«***. Stellen Sie sich dabei vor, dass Sie auf einer Wiese sind; die Sonne scheint, und Sie schauen in die Ferne. Nach dem Timer-Signal spüren Sie nach, wie Sie sich fühlen. Danach stellen Sie sich vor, dass Sie sich zu 100 Prozent ***vertrauen:*** Sie wissen, dass Sie eine ***Lösung*** finden, und erlauben sich den Gedanken, dass Sie mit dieser Lösung nicht scheitern, sondern nur gewinnen können. Welche Lösungsgedanken kommen Ihnen, wie fühlt sich diese gedankliche Vorstellung in Ihnen an?

Durch diese einfache Übung dürften Sie den Unterschied der beiden Tests in Ihrem Körper deutlich spüren. Sie haben diese Veränderung allein aus sich selbst heraus bewusst herbeigeführt. Man könnte schon fast sagen, dass Sie eine energetische Heilung herbeigeführt haben, weil Sie bewusst einen anderen Prozess und damit andere Hormone und Nervenbotenstoffe in Ihrem System produziert haben.

In energetischen Heilsitzungen ermittelt der Therapeut oder die Therapeutin beispielsweise mithilfe des kinesiologischen Tests, welches Thema auf der unterbewussten Ebene gerade blockierend wirkt und Stress verursacht (dies ist die Diagnose). Anschließend kann das Thema mit Techniken im Unterbewusstsein und auf Zellebene der Person aufgelöst werden, sodass es keine negative Wirkung mehr erzeugt.

Der Idealfall einer Heilung entsteht, wenn mit dem Lösen von alten Mustern, Themen und Blockaden auf der unterbewussten Ebene gleichzeitig eine bewusste Änderung der Denkweise einhergeht. Dies sichert nämlich, dass es schnell zu einer nachhaltigen, dauerhaften Veränderung des Grundgefühls und der inneren Haltung zum Leben kommt.

Die energetische Heilung ist besonders sinnvoll bei der Auflösung von weit zurückliegenden Themen. Selbst wenn wir keine bewusste Erinnerung an etwas Vergangenes haben, ist es dennoch in unserem Zellsystem gespeichert und wirkt dort auf der unterbewussten Ebene, für uns nicht bewusst spürbar. An gewisse Themen (beispielsweise den berühmten blinden Fleck) kommen wir nicht über eine bewusste Arbeit und Selbstreflexion heran. Der Weg der Heilung liegt stattdessen im energetischen Bereich.

Einige Wissenschaftler gehen davon aus, dass die intensivste Prägungsphase des Menschen in den ersten drei Lebensjahren, und die zweitintensivste Prägungsphase bis zum siebten Lebensjahr stattfindet. Wer aber kann sich noch genau erinnern, was in den ersten Lebensjahren passiert ist? Und wenn wir es könnten, können wir den Wahrheitsgehalt nicht zu 100 Prozent überprüfen. Selbst wenn wir beispielsweise unsere Eltern fragen, bekommen wir lediglich ihre persönliche Sichtweise geschildert, die nicht viel mit unserer eigenen Wahrheit, unseren vielleicht bruchstückhaften Erinnerungen oder unseren gespeicherten Informationen zu tun hat.

Als Kind fielen wir beim Rennen hin. Wir bekamen einen Riesenschreck, es schmerzte. Vielleicht haben andere Menschen zugesehen, und wir empfanden unbewusst ein Gefühl von Blamage. Wir standen auf und eilten zu unseren Eltern. Sie trösteten uns gut gemeint, aber ungeschickt: Es sei doch gar nicht so schlimm. Doch für uns als Kind war es schlimm, und von den Eltern scheinbar kein Verständnis zu erhalten, tat uns zusätzlich weh.

Ein weiteres scheinbar harmloses Beispiel dafür, wie emotionale und mentale Muster entstehen, die uns später blockieren: Wir kamen mit der Note 2 in einer Klassenarbeit nach Hause, und der Vater fragte, wer denn eine 1 habe. Das ist eine massive Abwertung und kann Gefühle von Minderwert bis hin zur Ohnmacht auslösen. Es bilden sich mentale Muster wie »Ich bin nicht gut genug« oder »Ich bin es nicht wert«. Diese Muster wirken ein Leben lang. Solche im Zellsystem gespeicherten Informationen, Erlebnisse, Erfahrungen und Prägungen können mit der energetischen Heilung neutralisiert oder sogar ganz aufgelöst werden.

Im Zusammenspiel mit den anderen neun Codes hat dieser Bereich einen enormen Einfluss auf den Alterungsprozess. Wenn alte Themen aufgelöst sind, fällt Spannung ab, die wir oft auf bewusster Ebene nicht gespürt haben. Man kann sagen, dass unterbewusster chronischer Stress aufgelöst wird. Mit dem Auflösen dieser alten Themen bekommt man automatisch ein besseres Gefühl für sich selbst, das Selbstvertrauen kann gestärkt werden, und mehr Entspannung und Gelassenheit können eintreten.

Selbstverständlich können auch aktuelle Themen wie Prüfungsängste, nervöse Störungen usw. mit der energetischen Heilung angegangen und verbessert werden.

Zusammenfassung Code 08 – Energieheilung

- Die Quantenphysik entschlüsselt wichtige Geheimnisse im Bereich der Heilung. Gedanken, Emotionen und Körperreaktionen sind nicht trennbar. Gedanken und Emotionen forcieren gleichermaßen die Entstehung von körperlichen Symptomen oder sorgen, richtig angewandt, für Heilung.

- Der kinesiologische Muskeltest ist ein probates Mittel, um am Verstand vorbei den Zugang zu Informationen aus dem Unterbewusstsein zu bekommen.

- Es gibt unterschiedliche Techniken zur Auflösung alter Muster und Blockaden – angefangen mit dem Training positiver mentaler Einstellungen bis hin zu Techniken aus dem Bereich der Energieheilung.

- Eine nachhaltige Wirkung entsteht durch die Kombination dieser Techniken mit der Veränderung des eigenen Glaubenssystems.

MENTALES TRAINING

Wir haben die wirksamsten Tools aus unterschiedlichen Techniken und Methoden des mentalen Trainings, der Quantenheilung und schamanischen Heilmethoden zu einem Prozess zusammengeführt und arbeiten seit vielen Jahren erfolgreich damit. So gelingt es auch, negative Emotionen und begrenzende Glaubenssysteme zu löschen.

Zuerst suchen Sie nach Ihren begrenzenden Glaubenssätzen. Denn ***Voraussetzung ist, dass der begrenzende Glaubenssatz identifiziert ist*** (siehe hierzu Code 07).

Bei einem spezifischen Thema können Sie sich z. B. die Frage stellen: »Wie denke ich über Erfolg [oder: über Gesundheit; übers Altern; über Geld etc.]?« Schreiben Sie sich die Antworten auf und bewerten Sie dann, welcher notierte Gedanke für Sie die stärkste Wirkung bzw. Emotion hat.

Wenn Sie dadurch beispielsweise auf den Glaubenssatz *»Ich habe Angst zu scheitern«* kommen, ist es ratsam, ihn mittels der folgenden energetischen Heilung aufzulösen:

- Setzen Sie sich hin und schließen Sie die Augen.
- Ihre Fußsohlen berühren den Boden. Stellen Sie sich vor, dass ein dickes, breites und tiefes Wurzelwerk aus Ihren Fußsohlen wächst und sich die Wurzeln fest mit Mutter Erde verbinden.
- Stellen Sie sich vor, dass von Ihrem Herzen ein violettes Licht durch Ihren Hals aufsteigt, durch Ihren Kopf und Scheitel nach oben austritt und hinauf ins Universum scheint.

- Nun sind Sie sowohl mit Mutter Erde als auch mit dem Universum bzw. der göttlichen Schöpferkraft verbunden.

- Legen Sie die rechte Hand auf Ihre Stirn und verbinden Sie den Daumen und den Ringfinger Ihrer linken Hand (Linkshänder bitte genau umgekehrt!).

- Jetzt wiederholen Sie 30 bis 40 Mal den Satz: *»Meine Angst zu scheitern und alles, was mich deshalb belastet, bedrücken mich sehr.«*

- Danach sagen Sie: ***»Ich bin bereit, diesen mich begrenzenden Glaubenssatz ein für alle Mal loszulassen.«***

- Sobald Sie spüren, dass Sie ihn jetzt loslassen können und wollen, lassen Sie ihn los.

- Wiederholen Sie dann dreimal den Satz: ***»Es ist vollbracht.«***

- Am Ende bedanken Sie sich beim Universum, Ihrer göttlichen Schöpferkraft, bei Mutter Erde und abschließend bei sich selbst.

- Öffnen Sie die Augen. Denken Sie die nächsten 24 Stunden an möglichst erfreuliche Dinge (nur *nicht* mehr an diesen Glaubenssatz). Vermeiden Sie auch sämtliche Zweifel, ob es wohl funktioniert; das würde den Erfolg reduzieren. Beschäftigen Sie sich mit etwas Schönem, genießen Sie es.

- Auf diese Weise können Sie nach und nach alle alten, begrenzenden Glaubenssysteme und negativen Emotionen in die Auflösung bringen. Je weniger Ihr System mit alten Mustern, Begrenzungen und Blockaden belegt ist, desto aktiver kann der Verjüngungsprozess in Ihnen wirken.

Neurokommunikation – Code 09

Stellen Sie sich vielleicht die Frage, wieso in einem Buch über Anti-Aging ein Kapitel zum Thema »Kommunikation« erscheint? Es ist recht simpel: Kommunikation hat große Auswirkungen auf das Altern. Und dies nicht nur in einem selbst, sondern auch im Gegenüber bzw. sowohl im Sender als auch im beteiligten Empfänger.

Das mächtigste Instrument, das uns Menschen zur Verfügung steht, sind unsere Gedanken in Verbindung mit unseren Emotionen. Die Auswirkungen auf den Körper haben wir bereits beleuchtet.

Das zweitmächtigste Instrument ist folglich unsere Sprache bzw. unsere Kommunikation. Sie findet sowohl verbal als auch nonverbal statt. Im Lauf unseres Lebens haben wir uns Sprachmuster und Sprechgewohnheiten angeeignet, sodass wir uns im Alltag kaum noch Gedanken über unsere Wortwahl machen. Das bedeutet, die Art, wie wir über etwas denken, wie wir etwas bewerten und es als Muster in unserem Unterbewusstsein abgelegt haben, steuert automatisch unsere Sprechgewohnheiten.

Erinnern Sie sich an das Thema »Bewertungsfreiheit« (siehe Code 06 – »Innere Arbeit«). Solange ich meinen inneren Suchlauf auf Probleme ausgerichtet habe, suche und finde ich merkwürdigerweise (und doch logischerweise) auch immer wieder Dinge in meinem Leben, die mir genau diese Probleme bestätigen.

Hierzu ein praktisches Beispiel aus dem Alltag: Wenn ein Student abends aus der Uni kommt und auf dem Heimweg in seine WG seinen inneren (unbewussten) Suchlauf darauf ausgerichtet hat, wie es wohl gleich in der WG aussieht, wo überall etwas herumliegt – der Küchentisch ist wahrscheinlich weder abgedeckt noch abgewischt, der Mülleimer läuft über, die Schuhe der Mitbewohner liegen kreuz und quer im Flur usw. –, dann erfolgt beim Betreten der Wohnung natürlich die Suche nach der Bestätigung der Gedanken, die er auf dem Weg von der Uni nach Hause im Kopf hatte. Damit hat er seinen eigenen Stresslevel schon vorab angehoben und findet automatisch etwas, das seine Befürchtungen bestätigt. Die natürliche Reaktion ist jetzt, dass eine Entladung durch Kommunikation stattfinden muss. Angefangen von einer zynischen Bemerkung bis hin zu offener Kritik oder dem Entfachen eines Streits ist nun alles möglich. Natürlich hängt es auch davon ab, wie das Gegenüber reagiert. Das Ergebnis ist schlussendlich, dass sich keiner wohlfühlt. Die Kommunikation des Studenten hat schon auf dem Heimweg begonnen, mit all den Stresswirkungen, die weiter vorne beschrieben wurden.

Die anderen Gesprächspartner bekommen nun die volle Reaktion ab. Wenn durch die Form der Kommunikation der Überlebensinstinkt aktiviert wird, dann gibt es als biologisches Reiz-Reaktions-Muster nur Gegenangriff, Flucht, Verteidigung oder Erstarren. So entfacht der Streit, oder das Gegenüber frisst die ausgelösten Emotionen in sich hinein, was einen angemessenen Umgang mit der Situation überhaupt nicht fördert. Die misslungene Kommunikation bedeutet daher Stress pur.

Wir sollten verstehen, ***wie mächtig Sprache ist*** und was sie beim Gegenüber auslöst. Es gibt ein sogenanntes semantisches Emotionsdifferenzial. Das bedeutet, dass jedes einzelne bekannte Wort im Gehirn Verknüpfungen hat und Erinnerungen auslöst, sobald wir das Wort hören, lesen oder uns Gedanken machen. Alle Verknüpfungen werden aktiviert und schalten in Sekundenbruchteilen eine Reaktion im Körper – je nach persönlicher Bewertung. Außerdem nimmt das Gehirn über die Bewertung des einzelnen Wortes hinaus auch noch den Gesamtkontext wahr und bewertet ihn zusätzlich. Je nachdem, wie die Person das Gehörte bewertet, schaltet sie dazu eine entsprechende Emotion, und dann erfolgt erneut die Reaktion bzw. Antwort oder bei Aktivierung des Überlebensinstinktes der Modus »Draufhauen oder abhauen«.

Dabei findet Kommunikation immer über vier Stufen statt:

- Wahrnehmen
- Vermuten
- Bewerten
- Reagieren

Über das Wahrnehmen hören wir die Worte und den zusammenhängenden Satz. Unser Gehirn prüft dann in Sekundenbruchteilen, was der andere damit gemeint haben könnte. Das ist natürlich sehr individuell und hängt davon ab, was wir persönlich in unserem Gehirn abgespeichert haben. Aus der bloßen Vermutung heraus findet flugs die Bewertung statt; dabei kennen wir nur die negative, die neutrale oder die positive Bewertung. Entsprechend fällt die Reaktion aus – alles innerhalb von Millisekunden.

Die meisten Missverständnisse und Konflikte zwischen zwei Menschen entstehen durch Vermutungen. ***Wir könnten über 80 Prozent aller Kommunikationskonflikte vermeiden, wenn es uns gelänge, rasch auf die Ebene der bloßen Wahrnehmung zurückzukehren:*** Wir hören etwas, vermuten zwar, was der andere gemeint haben könnte, entscheiden uns jedoch bewusst, wieder auf die Ebene der Wahrnehmung zu gehen. Indem wir nachfragen, was der andere mit seiner Aussage gemeint hat, bekommen wir eine Erläuterung und stellen dann sehr häufig fest, dass wir mit unserer Vermutung falsch gelegen haben. Gut, wenn wir nicht aufgrund unserer Vermutung und Bewertung reagieren, sondern über ein einfaches Nachfragen die Situation sofort aufklären und somit im Lösungsmodus der Kommunikation bleiben.

Es macht übrigens Spaß, sich selbst zu trainieren, immer wieder auf die Ebene der Wahrnehmung zu gehen und von dort aus in der Kommunikation zu bleiben. So entstehen tiefgehende und klärende Gespräche, weil sich auf einfachste Art und Weise ein Miteinander-Reden ergibt. Der andere fühlt sich dadurch gesehen, gehört und wertgeschätzt.

Wertschätzung und Anerkennung haben selbstverständlich einen äußerst großen Stellenwert in der zwischenmenschlichen Kommunikation und Motivation. Dazu gibt es eine spannende Studie des Gallup Instituts: Sie besagt, dass rund 75 Prozent der Mitarbeiter in Unternehmen innerlich gekündigt haben; sie machen nur Dienst nach Vorschrift. Der Hauptgrund ist laut ihren eigenen Angaben die fehlende Anerkennung und Wertschätzung. Warum fällt es Menschen – auch Vorgesetzten und Kollegen – so schwer, das wahrzunehmen, was andere gut machen, und warum fällt es noch schwerer, es den anderen auch mitzuteilen?

Wir Menschen brauchen Anerkennung und Wertschätzung. Das können wir am besten bei Kindern beobachten. Was Kinder alles machen, um ihren Eltern ihre Liebe zu zeigen, ist berührend: Sie malen Bilder, basteln etwas Schönes und sind auf ihre ureigene Weise kreativ. Sie wollen ihrem Gefühl Ausdruck verleihen und dafür gesehen werden. Dieser Mechanismus und das Bedürfnis ändern sich nie. So sind wir Menschen. Es ist so leicht. Wir müssen nur unser Bewusstsein aktivieren und mitbekommen, was gerade Gutes um uns herum geschieht, und es dann auch äußern. Dadurch entsteht sofort eine wertschätzende Kommunikation.

Vorab erfolgt im Körper die Ausrichtung der eigenen Wahrnehmung auf das Positive. Dadurch produzieren wir schon gesundheitsförderliche Hormone und Nervenbotenstoffe. Das ist Anti-Aging pur! Wenn wir lernen, Wertschätzung, Anerkennung, Freundlichkeit auszudrücken und uns auf diese Art mitzuteilen, aktivieren wir Anti-Aging-Prozesse bei unserem Gegenüber ... und bei uns selbst. Und wie reagiert ein Mensch, bei dem wir ein gutes Gefühl auslösen bzw. hervorrufen? Die natürliche Reaktion ist, dass wir etwas Gutes zurückbekommen – wenn nicht von diesem Menschen, dann von jemand anderem, weil unsere freundliche Ausstrahlung Kreise zieht. So entsteht ein positiver Kreislauf und ein wohltuendes, den Frieden förderndes Netzwerk. Ganz einfach und natürlich.

Es ist also eine Frage der inneren Haltung und der Bewusstheit, ob und wie wir etwas wahrnehmen und es dann mittels einer verbalen oder nonverbalen Kommunikation zum Ausdruck bringen.

Die Körpersprache, Gestik und Mimik lösen übrigens die gleichen Reaktionen in unserem Gegenüber aus, also Stress oder Wohlbefinden. Je nachdem, was wir durch unsere eigenen Gedanken und Emotionen mittels unserer nonverbalen Körpersprache zum Ausdruck bringen.

In diesem Zusammenhang können wir nur empfehlen, den inneren Selbstbeobachter zu aktivieren, um sich selbst bewusst bei der Kommunikation zu beobachten. Und wenn wir eine verbale oder nonverbale Mitteilung von unserem Gegenüber bekommen, die in uns einen Impuls auslöst, können wir uns bewusst entscheiden, nicht »aktiv« zu reagieren – schon gar nicht spontan –, sondern zunächst herauszufinden, wie wir denn kommuniziert haben, weshalb unser Gegenüber so (re)agiert, und – noch einen Schritt weiter gehend – uns bewusst machen, welche Gedanken und Emotionen wir zuvor hatten. Das ist offen gesagt der beste und schnellste Weg zu einem erhöhten Bewusstsein und zu der Möglichkeit, Stressoren rasch zu erkennen. Jeder Stressor, den wir (möglichst zügig) in uns auflösen, hilft uns, den Alterungsprozess zu verlangsamen.

Um auch die vielen täglichen Nachrichten und Informationen aller Art (vor allem aus dem Bereich Social Media) nicht unreflektiert aufzunehmen, steht uns eine altbewährte Methode zur Verfügung, und zwar die berühmten ...

»Drei Siebe des Sokrates«

Als ein Mann aufgeregt zu Sokrates, dem Weisen, kommt, um ihm eine Mitteilung zu machen, sagt dieser: »Ja, guter Freund, lass uns sehen, ob das, was du mir sagen willst, durch die drei Siebe hindurchgeht. Das erste Sieb ist die Wahrheit. Hast du das, was du mir erzählen willst, geprüft? Bist du dir sicher, dass es wahr ist?«

»Nein, ich habe es erzählt bekommen ...«

»Na gut. Aber sicher hast du es mit dem zweiten Sieb geprüft. Das zweite Sieb ist das Sieb der Güte. Wenn es nicht sicher wahr ist, was du mir erzählen möchtest, ist es wenigstens gut?«

Zögernd sagt der andere Mann: »Nein, ganz im Gegenteil ...«

»Dann«, unterbricht ihn der Weise, »lass uns auch noch das dritte Sieb anwenden: Ist es wichtig und notwendig, es mir zu erzählen, was dich so aufregt?«

»Notwendig nun gerade nicht ... – und wichtig ... auch nicht.«

»Also, mein Freund«, meint der weise Sokrates lächelnd, »wenn das, was du mir erzählen willst, weder wahr noch gut, noch notwendig oder wichtig ist, so lass es lieber sein und belaste dich und mich nicht damit.«

Zusammenfassung Code 09 – Neurokommunikation

- Jedes Wort entscheidet.
- Die Prozesse vom Wahrnehmen zur Reaktion laufen in Bruchteilen von Sekunden ab. Wir sollten sie in vollem Bewusstsein gestalten.
- Wertschätzung ist ein großer Hebel für die Zellgesundheit.
- Wer die Macht der Sprache beherrscht, ist ein Gewinner.

AFFIRMATIONEN

Auch hier nutzen Sie wieder mentale Einstellungen, die Ihre Sprechgewohnheiten aus dem Unterbewusstsein steuern, sobald sie dort intensiv genug verinnerlicht sind. In den vorherigen Kapiteln haben Sie Informationen bekommen, wie das genau funktioniert und wie Sie begrenzende Glaubenssysteme auflösen können.

Ihre neuen Einstellungen:

- Ich bin immer in der Lage, wertschätzend zu kommunizieren.
- Selbst ein Nein kann ich wertschätzend transportieren.
- Ich bin mir immer bewusst, welche Emotionen ich durch meine Sprache bei anderen auslöse.
- Ich liebe es, Sprache wertschätzend und zielorientiert einzusetzen.
- Ich mag Menschen. Deshalb spreche ich immer wertschätzend.

Soziales Umfeld – Code 10

»Wie man sich bettet, so liegt man«, heißt es. Übertragen wir diese »Volksweisheit« auf unsere menschliche Umgebung: Alle haben einen Einfluss auf unser Empfinden und damit auf unsere Lebensqualität und unseren Alterungsprozess. Wenn wir immer wieder mit Menschen in Kontakt sind, die uns im wahrsten Sinne des Wortes nicht guttun, sind davon selbstverständlich auch unsere Zellen betroffen.

Unser Gehirn speichert zu jedem Menschen alle Erlebnisse mit den dazugehörigen Emotionen ab. Sobald wir an diese Person denken oder mit ihr im Kontakt sind, werden automatisch alle Erinnerungen mit den alten Emotionen aktiviert. Und diese verursachen im negativen Fall viel Stress im Körper und sorgen für eine Zelldegeneration.

Ein Beispiel dazu: Unser Smartphone klingelt, und wir erkennen die Nummer oder haben den Namen ohnehin eingespeichert. Im Nu ist die Emotion da, die wir mit diesem Menschen verbinden. Vielleicht sagt unsere innere Stimme: »Oh nee, der (oder die) schon wieder!«, und dann nehmen wir das Gespräch an. Unser Körper schüttet sodann Stresshormone aus, unabhängig von unserem Telefonat. Unser Körper hat sich bereits auf Kampf, Erstarren oder Flucht vorbereitet und befindet sich im Stressmodus, selbst wenn wir es kaum spüren. Dennoch ist dies ein Angriff auf unsere Zellgesundheit und damit auf unseren Alterungsprozess.

Familie

Die intensivsten Verbindungen und somit auch Verstrickungen haben wir mit der Familie. Hier unterscheiden wir die Herkunftsfamilie, in die wir hineingeboren wurden, und die Partnerschaft oder Familie, die wir uns später frei gewählt bzw. gegründet haben.

Als Kind in der Herkunftsfamilie sind wir zu 100 Prozent von den Eltern abhängig. Wir lernen intuitiv, uns an die Gegebenheiten anzupassen. Bedürfnisse, die wir als Kind haben, werden oder können nicht immer erfüllt werden. Wir erleiden emotionale Verletzungen und Enttäuschungen. Daraus bilden sich Muster im Verhalten und in der Haltung zum Leben. Wir lernen: »Wenn ich das so oder so mache, dann passiert dies oder das.« Daraus bilden sich Einstellungen und Überzeugungen, die unser Leben prägen. Viele Menschen sind noch Jahrzehnte später in diesen erlernten Mustern gefangen, und es gelingt ihnen nicht, sich selbst und ihr enormes Potenzial, das sie mit ins Leben gebracht haben, vollkommen auszuleben. Sie haben gelernt, sich anzupassen und zu funktionieren.

Für die Zellgesundheit und den inneren Frieden ist es daher sehr förderlich, im Rahmen der inneren Arbeit und der Energieheilung alte Verletzungen und emotionale Blockaden zu heilen und aufzulösen. Sich selbst und den Eltern, gegebenenfalls auch den Geschwistern, Großeltern oder anderen Verwandten zu vergeben, ist dabei ein wahrer Segen. Entscheidend ist, dass diese Form der Vergebung gefühlt und nicht nur gedacht wird. Die Person, die uns einst verletzt hat, muss nicht persönlich anwesend sein, damit Vergebung gelingt. Wir können diese Arbeit für uns alleine oder mit einem professionellen Begleiter machen.

Natürlich ist es schön, wenn wir das Vergebungsritual mit dem anderen teilen können, der uns nach unserem Empfinden Unrecht zugefügt hat, und wenn dadurch eine neue Harmonie entstehen kann, die es bis dahin nicht gab. Doch es versteht sich im Grunde von selbst: Wir können nicht davon ausgehen, dass der andere dazu bereit ist, nur weil wir es uns wünschen. Wir müssen dann lernen, die andere Person so anzunehmen und zu akzeptieren, wie sie nun mal ist. Wir können andere nicht ändern. Was wir jedoch ändern können, ist unsere Haltung zu ihnen.

Letztlich tun wir nicht den anderen, sondern uns selbst einen großen Gefallen, indem wir die alten Themen in uns aufräumen, befrieden und vergeben, um die Zeit, die wir zusammen haben, so gut wie möglich miteinander zu genießen. Zu groß könnte der innere Groll werden, wenn der andere Mensch irgendwann nicht mehr da ist und wir denken: »Hätte ich doch bloß ...!«, ganz zu schweigen von den Selbstvorwürfen, die uns dann möglicherweise plagen.

Bedenken wir nur mal, wie viele Stressgedanken und demzufolge Stresshormone Sie vermeiden, wenn Sie mit der Familie im Frieden sind. Ein Plus an Lebensjahren!

Vielleicht ist Ihnen schon aufgefallen, dass sich gewisse alte Muster aus Ihrer Herkunftsfamilie in Ihrer selbst gegründeten Familie wiederholen. Deshalb ist es doppelt sinnvoll, die innere Arbeit mitsamt Vergebung sowie die energetischen Heilungen in Ihr persönliches Repertoire aufzunehmen.

Darüber hinaus ist es entscheidend, dem Partner und den Kindern, sofern vorhanden, auf der Herzensebene zu begegnen. Zu oft verhärten sich Partnerschaften aufgrund emotionaler Verletzungen und Enttäuschungen, sodass aus der Liebesbeziehung eher eine Zweckgemeinschaft wird. Dann findet ein Austausch ausschließlich auf der kognitiven Ebene statt. »Wir sind ein eingespieltes Team, wir funktionieren gut«, heißt es dann oft. Oder: »Wir sind noch wegen der

Kinder zusammen und haben uns kaum noch etwas zu sagen.« Dennoch haben beide das Bedürfnis nach Nähe, Herzenswärme, Liebe, Geborgenheit und den Wunsch, sich einfach mal fallen zu lassen, in dem Wissen, gehalten zu werden.

Dann sollte man sich besinnen, warum man sich diesen Menschen ausgewählt hat, und sich fragen, wie ein Wiedersehen bzw. eine Begegnung auf Herzensebene funktionieren kann. Keiner sollte darauf warten, dass der andere den ersten Schritt macht. Es ist kostbare Lebens- und Liebeszeit, die verloren geht, wenn man in der Situation stecken bleibt und insgeheim den anderen dafür verantwortlich macht.

Für den Schritt der Wiederbegegnung sind die Abschnitte über Kommunikation (Code 09) und Bewertungs- und Erwartungsfreiheit (siehe Code 06) hilfreich. Beherzigt man sie, entsteht viel Raum für Bewegung. Man lernt, einander zu sehen und den anderen mit seinen Sichtweisen zu verstehen und anzunehmen.

Sooft Sie sich von jemandem »getriggert« fühlen, können Sie sich eine einfache Frage stellen: »Sagt er oder sie das jetzt, um mich bewusst zu ärgern oder mir Schmerz zuzufügen?« Die Antwort wird in 99 Prozent der Fälle ein klares »Nein« sein. Es ist eben nur die Sichtweise des anderen. Wenn Sie sie akzeptieren, entsteht Frieden und ein neues Miteinander. Es lohnt sich immer und zu jedem Zeitpunkt, sich wieder zu begegnen. Und ein weiterer Grund, diese Haltung einzunehmen: Der innere Frieden, das Seelenheil und der Verjüngungsprozess werden davon profitieren.

Eine kleine, spielerische Anregung, um das Miteinander zu stärken: Nehmen Sie sich Zeit und spüren Sie in sich nach, was Ihnen fehlt, was Sie sich wünschen. Danach fragen Sie einen besonders lieben Menschen aus Ihrem persönlichen Umfeld, was ihm fehlt und was er sich wünscht. Das ist die beste Basis für eine achtsame Wiederbegegnung.

Gute Freunde

Fragt man Menschen, was ihnen wichtig ist, lautet bei vielen die Antwort: »Freundschaften zu pflegen.« Mal Hand aufs Herz: Wie viel Zeit nehmen Sie sich aktuell für Ihre Freundinnen und/oder Freunde? Freundschaften zu pflegen, sich zu treffen, etwas gemeinsam zu unternehmen oder – salopp gesagt – einfach nur mal »zusammen abzuhängen«, das ist so wichtig!

Oft erscheint es problematisch, alles im Leben unter einen Hut zu bringen: Job, Familie, Ehrenamt, Nachbarschaftshilfe, Sportverein, Ämterkram ..., nie endende To-do-Listen. Womöglich kommt ein schlechtes Gewissen auf, wenn man der Familie mitteilt, dass man sich am Abend mit einem Freund treffen will, obwohl man ohnehin schon wegen viel Arbeit mit Abwesenheit glänzt und eigentlich die Familie mal wieder an der Reihe wäre. Hier helfen klare, transparente Absprachen und eine Gleichstellung beider Partner. So wird es einfacher, und man findet wieder Zeit, gute Freundschaften zu pflegen.

Um sich nicht zu verzetteln, ist es auch wichtig, zu überprüfen, wer denn eigentlich ein guter Freund bzw. eine gute Freundin und wer »bloß« ein rein zweckgebundener Kontakt ist – und eventuell eine Zäsur zu machen, indem man sich sogar von jemandem löst, weil es nichts Verbindendes mehr gibt und die gemeinsame Zeit an ihr Ende gekommen ist.

Wir sprechen hier von echten Freundschaften – von Menschen, auf die wir zählen können, wenn es darauf ankommt. Bekanntlich haben wir davon nicht viele im Leben. Und die wenigen, die es gibt, sollten wir pflegen. Matthias Horx, einer der bekanntesten Zukunftsforscher, hat mal in einer Veranstaltung vorgetragen, wie wichtig und entscheidend es für die Gesundheit und das Seelenwohl ist, Zeit mit Freunden und auch mit Nachbarn zu verbringen. Daraus bildet sich ein soziales Netz, das uns Sicherheit, Stabilität und ein gutes Gefühl gibt. Wir sind ein Teil einer Gemeinschaft, wir sind soziale Wesen. Das hält uns jung. Diese Freundschaften sind neben den anderen Anti-Aging-Codes ein wesentlicher Teil davon, gesund und vital zu altern. Vielleicht ist hier ein guter Weg, jeden Tag 3- bis 5-mal mit den einzelnen Freunden und Freundinnen in Beziehung zu treten – persönlich oder fernmündlich oder per Video-Call.

Trennung von »negativen« Personen und Situationen

Zur Gestaltung eines bewussten Lebens gehört es eben auch, dass wir den Mut und das Selbstbewusstsein haben, uns von Menschen zu verabschieden, die uns nicht (mehr) guttun. Wir wollen Sie wahrlich nicht zu einem leichtfertigen Umgang mit anderen Menschen auffordern; Sie sollen Freundschaften ja nicht als inflationär betrachten. Es geht darum, zu erkennen, wer Ihnen tatsächlich nicht guttut, obwohl Sie bereits versucht haben, eine gewünschte Veränderung herbeizuführen. Diese Veränderung kann darin bestehen, das Gespräch mit jemandem zu suchen und Situationen zu klären oder eine geänderte innere Haltung zu diesem Menschen einzunehmen.

Wenn beides nicht funktioniert oder Sie feststellen, dass dieser Mensch ohnehin keine wichtige Rolle (mehr) in Ihrem Leben spielt, dürfen Sie sich guten Gewissens verabschieden. Bei Menschen, mit denen Sie eine Wegstrecke gegangen sind, ist es angemessen, sich für die gemeinsame Zeit zu bedanken, und dann zugewandt und wohlwollend Lebwohl zu sagen.

Wir befinden uns in einem permanenten Prozess. Das Leben prägt uns, und wir entwickeln uns weiter, wenn wir offen sind. Da ist es doch mehr als natürlich und nicht verwunderlich, dass Menschen eventuell irgendwann nicht mehr zusammenpassen. Und bevor es toxisch wird, ohne dass sich eine Veränderung herbeiführen lässt, ist es ratsam, Menschen gehen zu lassen, sobald wir spüren, dass die Zeit dafür gekommen ist.

In diesem Zusammenhang können wir auch erkennen, warum wir noch an bestimmten Verbindungen festhalten, obwohl sie uns nicht guttun. Wenn wir beispielsweise Verlustängste oder Angst vor den möglichen Konsequenzen einer Trennung haben, halten wir lieber Situationen und emotionale Belastungen aus, anstatt Entscheidungen zu treffen, die zu unserem eigenen Wohl sind. Dann geraten wir in Stress. Damit schädigen wir wiederum unser Zellsystem. Und das wiederum hat einen Einfluss auf unseren Alterungsprozess. Es kann in jeder Hinsicht ein guter Weg sein, aktiv aus negativen Situationen herauszutreten.

Wir erkennen also, dass alles zusammenhängt, und in letzter Konsequenz gilt es zu verstehen, dass wir bewusst mit uns selbst und mit anderen umgehen sollten, um lange gesund und jung zu bleiben.

Job

Im Normalfall verbringen wir ungefähr 50 Prozent unserer täglichen Wachzeit in unserem Job. Zum einen sollte die Berufstätigkeit deutlich mehr für uns bedeuten, als nur Geld für unseren Lebensunterhalt zu verdienen. Sonst wäre es wirklich Zeit- und somit Lebensverschwendung. Zum anderen geht es um die Qualität, mit der wir unsere Lebenszeit ausstatten.

Abhängig von unserem Beruf und den damit verbundenen Rahmenbedingungen haben wir Kollegen, Vorgesetzte, Kunden, Lieferanten. Hier ist es natürlich schwierig, »gefühlt« sogar unmöglich, uns von Menschen zu verabschieden, die uns nicht guttun.

Trotzdem haben wir die Möglichkeit. Unsere innere Haltung hilft hier enorm, mehr Gelassenheit in den jeweiligen Situationen zu verspüren. Machen wir uns bewusst, dass wir freiwillig in der Firma sind. Ja, es fühlt sich manchmal anders an, aber im Grunde haben wir uns selbst entschieden, dort zu arbeiten. Wir haben jederzeit die Möglichkeit, eigenverantwortlich die Situation zu verändern oder sie zu verlassen. Das hat Konsequenzen, die wir vielleicht scheuen, weil sich dadurch etwas im Außen verändern könnte. Es hat aber auch Konsequenzen, wenn wir in der Situation verharren, statt sie zu verbessern. Wir spüren die Folgen in unserem Inneren, meistens in Form von Emotionen, die wir vielleicht schlucken oder verdrängen, bis wir sie gar nicht mehr spüren. Das ist eine spannende Beobachtung: Menschen schaden sich oftmals lieber selber, als für sich einzustehen und etwas in die Verwandlung zu bringen. Situationen auszuhalten und mit »schlauen« Sprüchen das Gewissen zu beruhigen, ist Stress pur und damit alles andere als Anti-Aging.

Wenn wir allerdings zu der Erkenntnis kommen und die Entscheidung treffen, dass wir an der Situation nichts ändern können oder möchten – wissend, dass wir freiwillig dort sind –, können wir an unserer inneren Haltung »schrauben«, um Stress zu reduzieren (und bestenfalls ganz zu vermeiden), und somit einen wesentlichen Beitrag zur eigenen Zellverjüngung leisten.

Wir können also immer etwas verändern: entweder faktisch im Außen oder die innere Haltung. Es liegt einzig und allein an uns. Es bedarf nur einer Entscheidung.

Aufgaben und Hobbys

Die Leiterin eines angesehenen Seniorenheims hat uns berichtet, dass es ein Fehler sei, die Bewohner von immer mehr Aufgaben zu entbinden: Sie bekommen morgens das Bett gemacht und Brote geschmiert – Tätigkeiten, die die Mehrheit von ihnen noch selbst übernehmen könnte. Die Folge dieses unbeabsichtigten Entzugs von Aufgaben ist klar: Die alten Menschen fühlen sich immer weniger gebraucht und immer nutzloser. Die eigene Einstellung bzw. Selbstwirksamkeit verändert sich, und sie verlieren an Lebenskraft. Viele Senioreneinrichtungen werden mit den Metaphern »Altern und Siechtum« verbunden. Das ist ein großer Missstand, und aus unserer Sicht hat die gesamte Branche eine Neuausrichtung nötig.

Immerhin sind dafür schon einige vielversprechende Ansätze zu beobachten. So gibt es Seniorenheime, die sich auf spezielle Interessensverbindungen stützen: in Texas z.B. eine Einrichtung für pensionierte Lehrer, in Italien eine für frühere Seeleute und in Deutschland eine für Rocker. Daneben wissen wir von Farmen und Bauernhöfen in Frankreich, Holland und Deutschland, auf denen Senioren mit Pferden, Schafen, Kühen, Schweinen und Hühnern leben und nach ihren Kräften beim Kochen, Ernten, Ausmisten, Entkalben usw. mithelfen. Durch den Umgang mit den Tieren und der Verantwortung für wichtige Aufgaben im Zusammenhang mit der Hofführung konnte bei den allermeisten eine »Verjüngung« bzw. eine erhebliche Verlangsamung des Alterungsprozesses festgestellt werden.

Auch als Senior oder Seniorin sollte man sich Projekte suchen, in denen man mitwirkt, und aktiv Hobbys pflegen. Die meisten davon sind vom Alter unabhängig. Ob Sie eine Kunstgalerie eröffnen, eine neue Sprache lernen (und später das Land besuchen), Kitesurfen lernen oder eine Schauspielschule besuchen – alles hilft und ist im

Bereich des Möglichen. Man sollte sich sehr früh überlegen, welche »Herzensprojekte« man einplant, und dann auch Freunde finden, die mitziehen und ebenfalls Spaß daran haben, frei nach dem Motto »Die Fantasie ist ewig jung«.

Zusammenfassung Code 10 – Soziales Umfeld

- Wir haben immer die Wahl, in welchem Umfeld wir uns aufhalten, und sollten uns nur mit Menschen umgeben, die uns guttun.
- Wir sollten Freundschaften regelmäßig und intensiv pflegen.
- Wir können Situationen immer verändern bzw. verbessern.
- Aushalten auf Biegen und Brechen ist keine Option für unseren Anti-Aging-Prozess.
- Früh genug neue Aufgaben und »Herzensprojekte« einplanen und übernehmen!

Auch beim Code Nummer 10 gibt es die passenden Einstellungen, damit Sie diesen Bereich in Zukunft aus einer neuen inneren Haltung heraus leben können.

DIE NEUEN EINSTELLUNGEN

- »Ich zeige den Menschen, die ich mag, meine Gefühle zu ihnen, damit sich unsere Verbindung dauerhaft stärken kann.«
- »Ich habe den Mut, mich von Menschen zu verabschieden, die mir nicht guttun.«
- »Ich bin mir wichtig. Deshalb gehe ich wertschätzend mit mir um und umgebe mich vorwiegend mit Menschen, bei denen ich mich wohlfühle und die es ehrlich mit mir meinen.«
- »Ich achte darauf, aufrichtig mit mir und anderen zu sein. Das schafft die besten Verbindungen.«
- »Ich bin immer in der Lage, auf Menschen zuzugehen und etwaige Konflikte oder Unklarheiten zu bereinigen.«

Nun haben Sie zu den meisten Codes entsprechende mentale Einstellungen bekommen. Sie halten das wohl mächtigste Instrument in der Hand, um sowohl Ihr Leben nach Ihren Vorstellungen zu gestalten als auch einen direkten Einfluss auf Ihre Zellen und deren Alterungsprozess zu nehmen.

6.

Der Mastercode

Sie haben nun die 10 Anti-Aging-Codes kennengelernt, mit denen Sie bei richtiger Anwendung im Alltag sowohl auf den physischen Körper (Kapitel 4) als auch auf den mentalen und emotionalen Körper (Kapitel 5) einwirken können, um langsamer, vitaler und glücklicher zu altern. Das wird auch sehr gut funktionieren. Das maximale Level der Zellverjüngung können Sie allerdings nicht erreichen, ohne dass Sie Ihr Bewusstsein verändern. Der wesentliche Kern für eine ***dauerhafte Zellverjüngung*** ist das erhöhte Bewusstsein und das Selbstverständnis, einen jungen und vitalen Körper und Geist, eine gesunde emotionale Balance und ein heiles Energiefeld zu haben. Damit einher geht der ***Ausstieg aus dem heute geltenden »Kollektivbewusstsein« über das Altern.***

Daher haben wir einen weiteren Anti-Aging-Code quasi als »Schlüssel« entwickelt, um aus den anderen 10 Codes das Maximum herauszuholen, weshalb wir diesen Schlüssel bzw. zusätzlichen Anti-Aging-Code auch als Mastercode bezeichnen. Wie bereits in Kapitel 3 bei den Themen »Blaue Zonen« und »Morphische Felder« beschrieben, brauchen wir eine ***drastische Einstellungs- und Bewusstseinsänderung,*** damit die Anwendung der 10 Anti-Aging-Codes ihr ***volles Potenzial*** entfalten kann.

Aus unterschiedlichen Forschungsbereichen ist hinreichend bekannt: Es ist die erlernte Überzeugung, die eine Realität formt. So ist es für das kollektive Bewusstsein selbstverständlich, dass wir altern, mit zunehmendem Alter an Vitalität verlieren und unter körperlichen Dysbalancen leiden. All dies geschieht aber nur, weil wir dies als feste Information in unserem Feld und in unserem Zellsystem verankert haben. Solange Sie darauf fixiert sind, können die 10 Anti-Aging-Codes ihre volle Wirkung nicht entfalten.

Genau hier setzt unsere Mastercode-Methode an. Wir haben dazu einen Online-Kurs entwickelt (siehe Kapitel 7). Mit gezielten Übungen heben wir das Bewusstseinslevel der Teilnehmer an und laden sie ein, in ein neues Bewusstsein von Zellverjüngung und Vitalität einzusteigen. Weitere Informationen finden Sie unter www.antiagingcode.de

Dabei sind folgende vier Schritte notwendig:

Schritt 1: Verständnis der Wirkzusammenhänge

- Erklärung der Wirkzusammenhänge zwischen Gedanken und Emotionen, ihre Auswirkungen auf das Feld und somit auf den physischen Körper bis hin zu den einzelnen Zellen.
- Auswirkungen der subatomaren Ebene (Quantenphysik) auf Energie, Zellen, Moleküle und Atome – und am Ende das Fazit, dass der Geist über die Materie herrscht und wir dies gezielt nutzen können, wenn wir diese Wirkzusammenhänge verstehen und einzusetzen wissen.

Ziel von Schritt 1: Das Verständnis gewinnen, wie wir mit unseren Gedanken und Einstellungen unseren Körper verändern können, und auch, dass wir aus dem Kollektiv austeigen müssen.

Schritt 2:
Ausstieg aus dem Kollektiv

- Hier geht es darum, uns der vorherrschenden »Weltenmeinung« zum Thema »Altern« bewusst zu werden, die einen Ausschnitt aus dem morphischen Feld der Menschen bildet. Davon ist der größte Teil quasi in Form von Glaubenssätzen in die eigene »Festplatte« eingebrannt. Damit wir aus dem Kollektiv dieser Glaubenssätze aussteigen können, müssen wir die Festplatte im Hinblick auf das Thema »Altern« löschen.

Ziel von Schritt 2: Den Ausstieg aus der »Weltenmeinung« übers Altern schaffen und die alten Glaubenssätze löschen.

Schritt 3:
Aufbau eines neuen Bewusstseins zum Thema »Langsameres Altern«

- In diesem wichtigen Schritt soll die »Festplatte« neu beschrieben werden: Neue Glaubenssätze, die ausdrücken, dass wir langsamer und vital altern können, werden formuliert und durch verschiedene Techniken auf ein neues Bewusstseinslevel überführt. Dazu muss ein Stück weit der logische Verstand umgangen werden.

- Es müssen auch die Wirkungsketten entwickelt werden, die zeigen, wie positiv sich die neuen Glaubenssätze auf unsere Vitalität und Zellgesundheit auswirken.

Ziel von Schritt 3: Aufbauen und Abspeichern des neuen Bewusstseins, dass man langsameres Altern erlernen kann.

Schritt 4:
Integration des neuen Bewusstseins in den Alltag

- Hier müssen Tools und Rituale bzw. Routinen entwickelt werden, damit wir dauerhaft auf dem neuen Bewusstseinslevel bleiben.

- Dazu gehört auch, dass wir uns mit der persönlichen Außenwelt beschäftigen, aus der mit Sicherheit Störungen und ungläubige Kommentare zu hören sein werden. Damit muss man proaktiv umgehen.

Ziel von Schritt 4: Das neue Bewusstsein in den Alltag integrieren, sodass man auf diesem erhöhten Bewusstseinslevel bleibt und nicht ins Kollektiv zurückfällt.

7.

Fazit und Ausblick

Ermächtigen Sie sich selbst, Ihren Alterungsprozess höchstpersönlich in die Hand zu nehmen! Sie sind von nichts und niemandem abhängig. Sie haben alles selbst in der Hand. Diese Erkenntnis sollten Sie nutzen.

Wir haben Ihnen die 10 Anti-Aging-Codes und unseren Mastercode an die Hand gegeben. Es ist entscheidend, die richtige Überzeugung in sich zu tragen bzw. verinnerlicht zu haben, damit alle Codes aus einer inneren Kraft heraus umgesetzt werden, anstatt dass immer erst der »innere Schweinehund« überwunden werden muss. Für die nachhaltige Wirkung ist ein solides Selbstbewusstsein und Selbstverständnis erforderlich, damit die einzelnen Zellen die Grundeinstellung bekommen, dass »Altern« eine Krankheit ist und dass die Zellverjüngung bzw. die Vitalität der Zellen durch die eigenen Gedanken und Emotionen gesteuert werden kann.

Die vorgestellten 10 Codes gehen zurück auf die natürliche Basis des Lebens, auf unsere Natur, zu der wir nur leider in einigen Bereichen den Zugang verloren haben. Das Gute ist: Wir können ihn jederzeit wiedererlangen. Und es ist leichter, als wir denken.

Wir hoffen von Herzen, dass wir Sie inspirieren, motivieren und auch provozieren konnten, eingefahrene Denkbahnen und gewohntes Verhalten zu überdenken und alte, ausgetretene Pfade, die Ihnen nicht mehr dienlich sind, zu verlassen. Vielleicht ist Ihnen dies bereits beim Lesen dieses Buches in gewissem Maß gelungen; es wird Sie in jedem Fall dabei unterstützen.

Unser tiefster Wunsch ist es, dass es sich jeder wert ist, nicht nur das Altern auf später zu verschieben, sondern auch jeden Tag in einer hohen Lebensqualität zu verbringen sowie vital und gesund zu sein. Besonders der Mastercode wird dazu führen, dass man an die Umsetzung der 10 Anti-Aging-Codes mit einem neuen Bewusstsein herangeht.

Wir möchten mit diesem Buch mehr als nur aufklären. Ergänzend zum Buch können Sie von einem Online-Kurs profitieren, in dem wir Sie an die Hand nehmen, den Mastercode für sich umzusetzen; wir begleiten Sie Schritt für Schritt, sodass daraus neue Lebensgewohnheiten für ein junges und gesundes Leben entstehen.

Auch für all jene, die am Online-Kurs nicht teilnehmen möchten, haben wir einen kostenlosen, etwa einstündigen Online-Kurs vorbereitet, mit dem Sie Ihr Bewusstsein für ein vitales und gesundes Altern optimieren können.

Mehr Informationen finden Sie unter www.antiagingcode.de

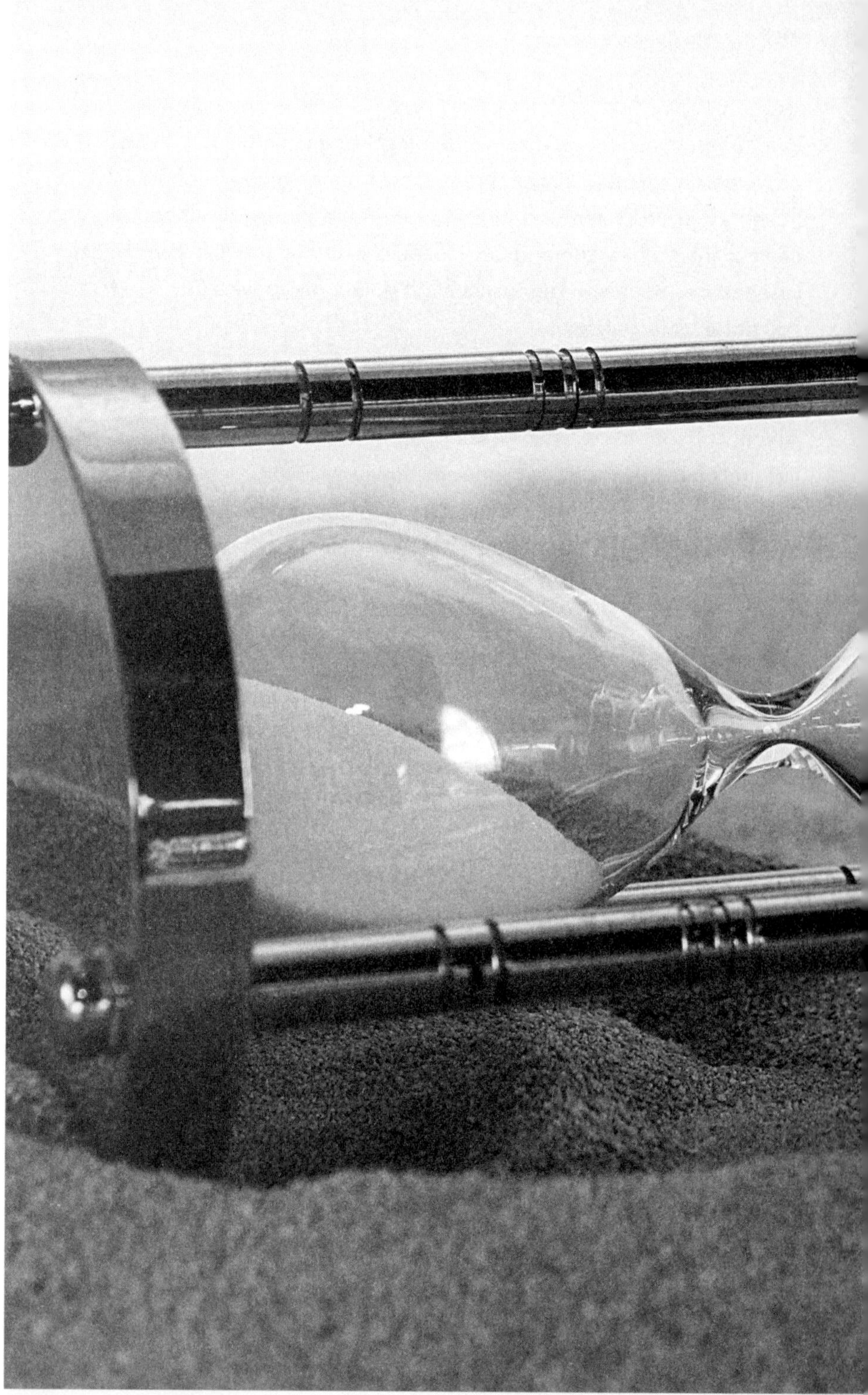

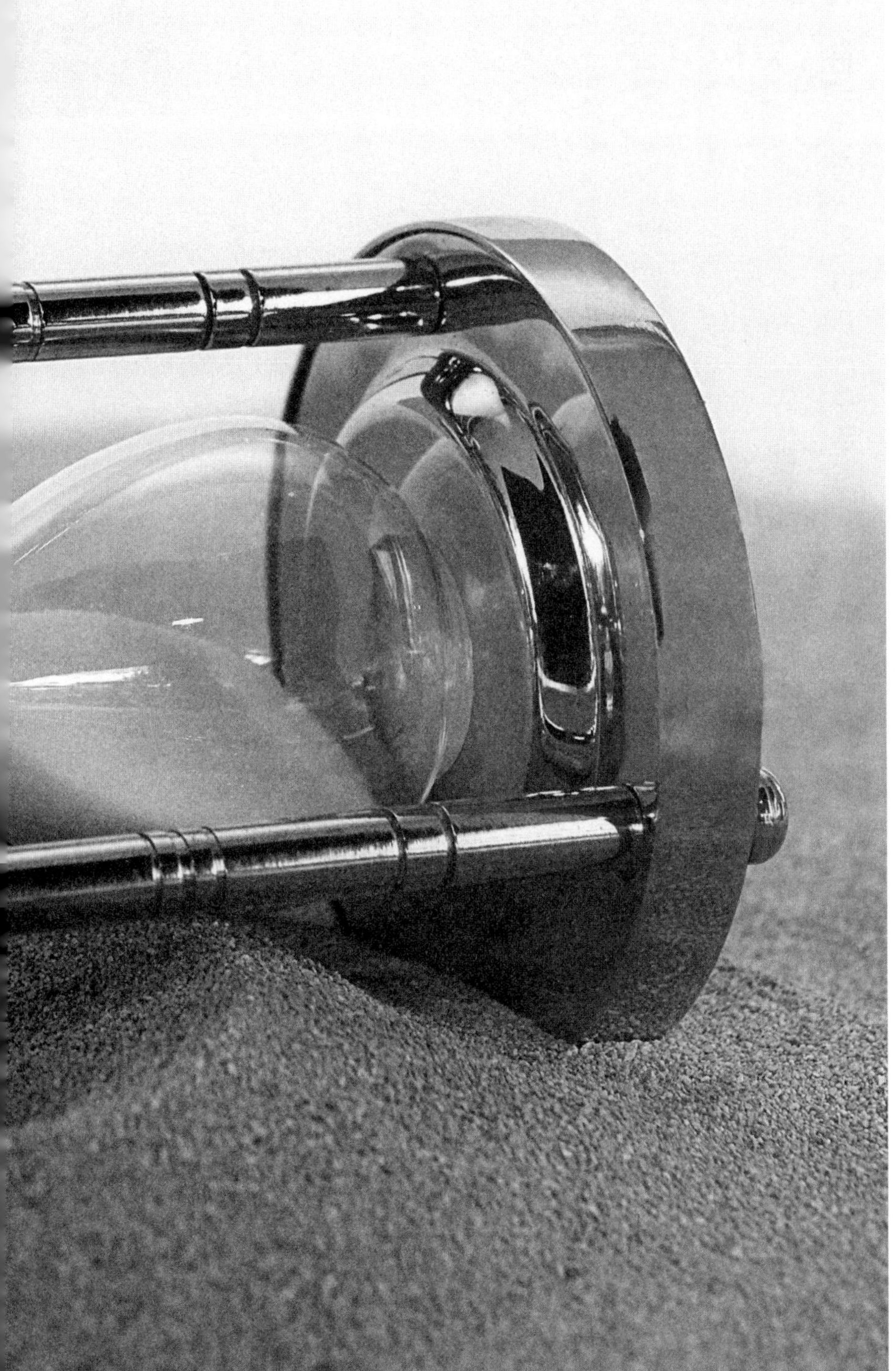

Notizen zu Code 01 – Ernährung

Notizen zu Code 02 – Bewegung

Notizen zu Code 03 – Relaxen und Schlaf

Notizen zu Code 04 – Atmung

DAS WILL ICH JETZT IN MEINEM TÄGLICHEN LEBEN ÄNDERN

Notizen zu Code 05 – Entgiftung

Notizen zu Code 06 – Innere Arbeit

Notizen zu Code 07 – Auflösen falscher Glaubenssätze

Notizen zu Code 08 – Energieheilung

Notizen zu Code 09 – Neurokommunikation

Notizen zu Code 10 – Soziales Umfeld

Notizen zum Mastercode

Notizen

Vertiefende Literatur/Literaturempfehlungen zu einzelnen Kapiteln

2. *Grundlagen – Aging und Anti-Aging*

- De Grey, Aubrey, mit Rae, Michael: Niemals alt! So lässt sich das Altern umkehren.
- Sinclair, David A., mit LaPlante, Matthew D.: Das Ende des Alterns. Die revolutionäre Medizin von morgen.
- Volz, Karl Ulrich: Longevity Fast Track Guide. (www.swissdentalsolutions.com/longevity-buch-bestellen)
- Young, Sergey: The Science and Technology of Growing Young.

3. *Die Mind-Body-Medizin und die Architektur des Anti-Aging-Codes*

- Church, Dawson: Geist über Materie. Die erstaunliche Wissenschaft, wie das Gehirn die materielle Realität erschafft.
- Sheldrake, Rupert: Das schöpferische Universum. Die Theorie der morphogenetischen Felder und der morphischen Resonanz.

4. *Verankerung des Anti-Aging-Codes im physischen Körper*

Ernährung – Code 01

- Campbell, T. Colin; Campbell, Thomas M.: China-Study. Pflanzenbasierte Ernährung und ihre wissenschaftliche Begründung.
- Herring, Bert W.: The Fast-5 Diet and the Fast-5 Lifestyle.

- Mamtani, Mira: (R)Evolution im Anti-Aging. Die Wissenschaft der Telomere.
- Müller-Burzler, Henning: Auf den Spuren der Methusalem-Ernährung. Gesund und allergiefrei.
- Orfanos-Boeckel, Helena: Nährstoff-Therapie. Orthomolekulare Medizin & Bioidentische Hormone: Mangel ausgleichen, Beschwerden lindern, Alterungsprozesse aufhalten.
- Wienecke, Elmar: Mikronährstoffe: Meilensteine der Gesundheitsmedizin.

Bewegung – Code 02

- Bracht, Petra; Liebscher-Bracht, Roland: Schmerzfrei und beweglich bis ins hohe Alter.
- Hanna, Thomas: Beweglich sein – ein Leben lang. Die heilsame Wirkung körperlicher Bewusstheit.
- Müller-Wohlfahrt, Hans-Wilhelm: Bewegung: Das Lebenselixier für unsere Gesundheit.
- Steiner, Ronald: Der Yoga-Doc. Beweglich und schmerzfrei mit Faszien-Yoga.

Relaxen und Schlaf – Code 03

- Strunz, Ulrich: Das Schlaf-gut Buch.
- Walker, Matthew: Das große Buch vom Schlaf. Die enorme Bedeutung des Schlafs: Beste Vorbeugung gegen Alzheimer, Krebs, Herzinfarkt und vieles mehr.

Atmung – Code 04

- Berger-Loewenstein, Kristin: Atemtechniken. Mehr Sauerstoff, besser leben.
- Hof, Wim; de Jong, Koen: Nie wieder krank. Gesund, stark und leistungsfähig durch die Kraft der Kälte.
- Nestor, James: Breath – Atem. Neues Wissen über die vergessene Kunst des Atmens.

Entgiftung – Code 05

- Fetzner, Angela: Entgiften. Heilen, Stärken, Loslassen.
- Volz, Karl Ulrich: Longevity Fast Track Guide. (www.swissdentalsolutions.com/longevity-buch-bestellen)

5. Einbettung des Anti-Aging Codes in die Einheit von Körper, Geist und Seele

- Dispenza, Joe: Du bist das Placebo. Bewusstsein wird Materie.
- Langer, Ellen: Die Uhr zurückdrehen? Gesund alt werden durch die heilsame Wirkung der Aufmerksamkeit.
- Tolle, Eckart: Jetzt! Die Kraft der Gegenwart.

Innere Arbeit– Code 06

- Dupree, Ulrich E.: Ho'oponopono: Das hawaiianische Vergebungsritual.
- Hawkins, David R.: Heilung und Genesung.
- Kabat-Zinn, Jon: Im Alltag Ruhe finden. Meditationen für ein gelassenes Leben.

- Kornfield, Jack: Erleuchtung finden in einer lauten Welt. Buddhas Botschaft für den Westen.
- Roth, Bob: Still werden – Kraft tanken: Mit der Transzendentalen Meditation.
- Volz, Karl Ulrich: Longevity Fast Track Guide. (www.swissdentalsolutions.com/longevity-buch-bestellen)

Auflösen falscher Glaubenssätze – Code 07

- Bruce I. Doyle III: Pass auf, was du denkst. So beeinflussen deine Gedanken und Überzeugungen dein Leben.
- Guldenschuh-Feßler, Beate; Feßler, Roman: Glaubenssätze: Ihre persönliche Formel für mehr Glück und Erfolg.
- Murphy, Joseph: Die Macht Ihres Unterbewusstseins.

Energieheilung – Code 08

- Chiasson, Ann Marie: Energieheilung. Die Kräfte des Energiekörpers wahrnehmen, harmonisieren, nutzen.
- Diamond, John: Der Körper lügt nicht. Eine neue Methode, die Ihr Leben verändern wird.
- Dispenza, Joe: Ein neues Ich. Wie Sie Ihre gewohnte Persönlichkeit in vier Wochen wandeln können.
- Lipton, Bruce: Intelligente Zellen. Wie Erfahrungen unsere Gene steuern.
- Pert, Candace B.: Moleküle der Gefühle: Körper, Geist und Emotionen.

Neurokommunikation – Code 09

- Consoir, Marion: Positive Psychologie – Praxisbuch: In 7 Schritten zu positivem Denken, Resilienz und Achtsamkeit. Löse dich von inneren Blockaden und führe ein Lieben voller Glück, Sinn und Zufriedenheit.
- Koch, Carsten: Neurowissenschaften und deren Implikationen für die Kommunikation in der Krise. Oder: Unterbewusstsein und Handeln.
- Krämer, Raphael; Schöppe, Lars: Neuropsychologisches Coaching: Entwicklung eines Konzepts für persönliche Veränderungsprozesse.

Soziales Umfeld – Code 10

- Jacobsen, Olaf: Ich stehe nicht mehr zur Verfügung. Wie Sie sich von belastenden Gefühlen befreien und Beziehungen völlig neu erleben.
- Katie, Byron; Mitchell, Stephen: Ich liebe, was ist. Freiheit finden in einer Welt des Leidens.
- Zurhorst, Eva-Maria: Liebe dich selbst.
  (Verschiedene Bände, teilweise mit Wolfram Zurhorst)

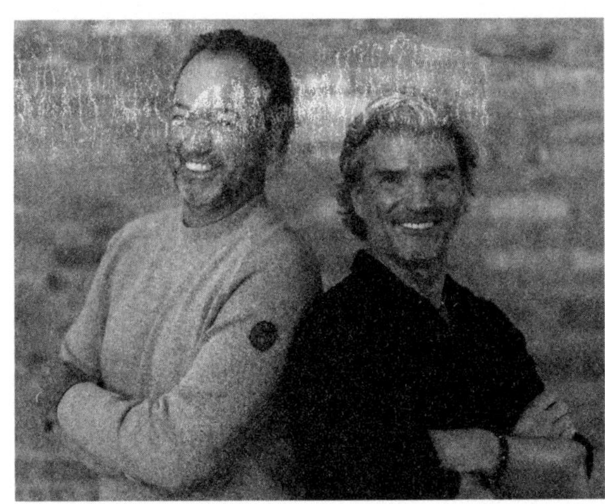

Über die Autoren

Dr. Michael Curth, geboren 1959 in Essen, ist ein vielseitig interessierter Autor und Unternehmer. Nach seinem Studium der Betriebswirtschaft mit Promotion arbeitete er in verschiedenen namhaften Unternehmensberatungen und im Handel, zuletzt in Vorstands- und Aufsichtsratspositionen. Seit vielen Jahren beschäftigt er sich intensiv mit spannenden Projekten, wie dem Kauf von Regenwald im Amazonasbecken und der Zusammenarbeit mit Schamanen sowie dem Erlernen verschiedener Techniken der Energieheilung. In den letzten Jahren taucht er immer tiefer in die aktuelle Forschung zu Aging und Anti-Aging ein, wobei er sowohl die aktuellsten Forschungen der Medizin, Biologie und Epigenetik als auch mentale Techniken und schamanisches Wissen einbezieht.

Matthias Vette, 1967 in Oldenburg geboren, war viele Jahre ein erfolgsgetriebener Unternehmer. Eine Krankheit brachte ihn 2002 zum Erwachen. Darauf folgte eine sinnbildliche Reise um die Welt, um Mensch-Sein und Gesundheit zu verstehen. Er verabschiedete sich von der klassischen Schulmedizin und hat sich mit den Methoden, die er erlernte und seit 2006 selbst lehrt, vollkommen geheilt. Mehr als 15.000 Menschen profitieren von seinem Ansatz und von seinen Tools. Im Wesentlichen geht es um ein neues Bewusstsein in Verbindung mit den aktuellen Erkenntnissen der Epigenetik und Psychoneuroimmunologie: Sie wirken sich direkt auf die Zellen aus, sowohl auf deren Alterungsprozess als auch die Gesundheit.

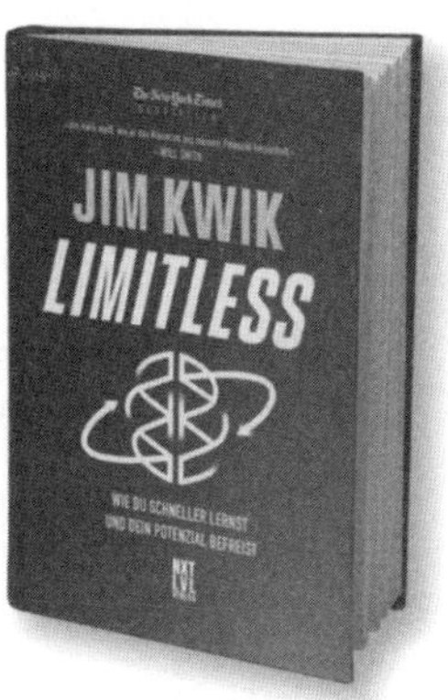

Jim Kwik

LIMITLESS

Wie du schneller lernst und dein Potenzial befreist

Unser Gehirn ist das mächtigste Werkzeug der Welt, aber niemand hat uns eine Bedienungsanleitung dafür gegeben.
Bis jetzt!
Es gibt keine Grenzen für mentales Potenzial – wenn man nur weiß, wie man das Gehirn richtig nutzt.
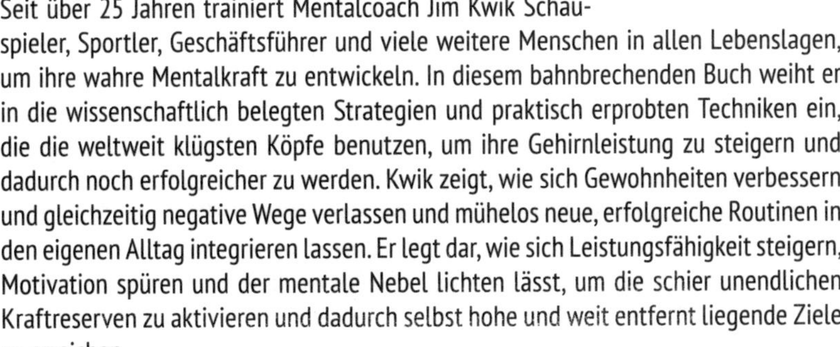
Seit über 25 Jahren trainiert Mentalcoach Jim Kwik Schauspieler, Sportler, Geschäftsführer und viele weitere Menschen in allen Lebenslagen, um ihre wahre Mentalkraft zu entwickeln. In diesem bahnbrechenden Buch weiht er in die wissenschaftlich belegten Strategien und praktisch erprobten Techniken ein, die die weltweit klügsten Köpfe benutzen, um ihre Gehirnleistung zu steigern und dadurch noch erfolgreicher zu werden. Kwik zeigt, wie sich Gewohnheiten verbessern und gleichzeitig negative Wege verlassen und mühelos neue, erfolgreiche Routinen in den eigenen Alltag integrieren lassen. Er legt dar, wie sich Leistungsfähigkeit steigern, Motivation spüren und der mentale Nebel lichten lässt, um die schier unendlichen Kraftreserven zu aktivieren und dadurch selbst hohe und weit entfernt liegende Ziele zu erreichen.
Diesem Buch liegt ein lebensveränderndes Geheimnis zugrunde: Wer weiß, wie er richtig lernt, kann alle Grenzen des Denkens überwinden, auf neue Erfolgslevels gelangen und ein wirklich ausgefülltes Leben führen. Diese Erkenntnisse sind keine bloße Theorie – sie dienen als eine praktische, verständlich erklärte Bedienungsanleitung, wie jeder sein grenzenloses Potenzial freisetzen kann. Von den besten Techniken und Tricks der absoluten Experten, vom besten Brainfood über Schlafoptimierung bis hin zur inneren Ausgeglichenheit – egal, was es ist, es lässt sich alles erreichen, in jedem Alter.

Jim Kwik ist ein weltweit gefragter Experte für mentale Performance und Gründer von Kwik Learning. Nach einer Hirnschädigung in seiner Kindheit eignete er sich die verschiedensten Strategien an, um seine Gehirnleistung nicht nur wiederherzustellen, sondern immer weiter zu optimieren. Dieses Wissen gibt er weiter, damit Menschen ihre volle Gehirnleistung und ihr wahres Potenzial ausschöpfen können.

400 Seiten, **ISBN 978-3-949458-01-9**

Alex Howard

DEIN WEG AUS DER ERSCHÖPFUNG

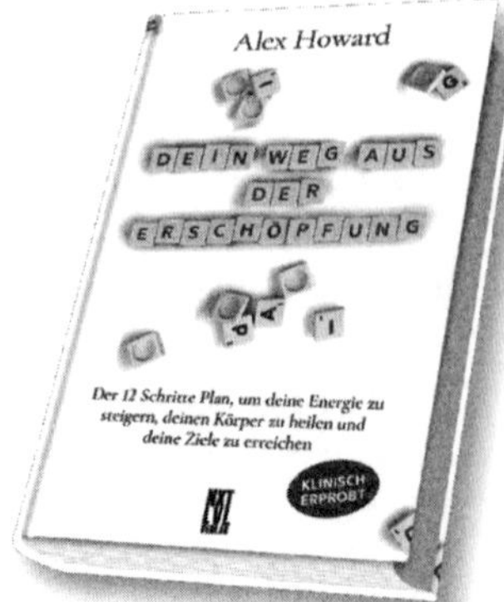

Der 12-Schritte-Plan, um deine Energie zu steigern, deinen Körper zu heilen und deine Ziele zu erreichen

- Nie wieder erschöpft sein – wie Sie Ihre Müdigkeit überwinden und neue Energie freisetzen
- So überwinden Sie Ihre chronische Müdigkeit – nicht nur durch Lindern der Symptome, sondern durch Überwinden der tieferen Ursachen

Gehen Sie der Ursache Ihrer chronischen Erschöpfungsdiagnose auf den Grund und entdecken Sie einen klinisch erprobten 12-Schritte-Plan zur Heilung, Genesung und Transformation! Das Leben mit Müdigkeit kann sich hoffnungslos und verwirrend anfühlen, da sich traditionelle medizinische Ansätze oft auf die Behandlung der Symptome konzentrieren, anstatt die zugrunde liegenden Ursachen zu verstehen und anzugehen. Aber Heilung ist möglich, wenn Sie lernen, Ihre Müdigkeit zu entschlüsseln und die richtigen Maßnahmen in der richtigen Reihenfolge zur richtigen Zeit zu ergreifen.

Der Autor Alex Howard ist Therapeut und Unternehmer mit einer Leidenschaft für mutige Projekte, die dazu beitragen, die Welt zu einem besseren Ort zu machen. Als Gründer und CEO von The Optimum Health Clinic (OHC) leitet er ein Forschungsteam, das regelmäßig neueste wissenschaftliche Erkenntnisse in einer Reihe führender Fachzeitschriften veröffentlicht. Seit 2005 leitet er das »Therapeutic Coaching Practitioner«-Programm, in dem die nächste Generation von Psychologen ausgebildet wird. 2015 gründete er die führende Online-Videoplattform Conscious Life, und seit März 2020 dokumentiert er seine therapeutische Arbeit in seiner YouTube-Serie »In Therapy with Alex Howard«.

272 Seiten, **ISBN 978-3-949458-40-8**

David del Rosario

DAS BUCH, DAS DEIN GEHIRN NICHT LESEN MÖCHTE

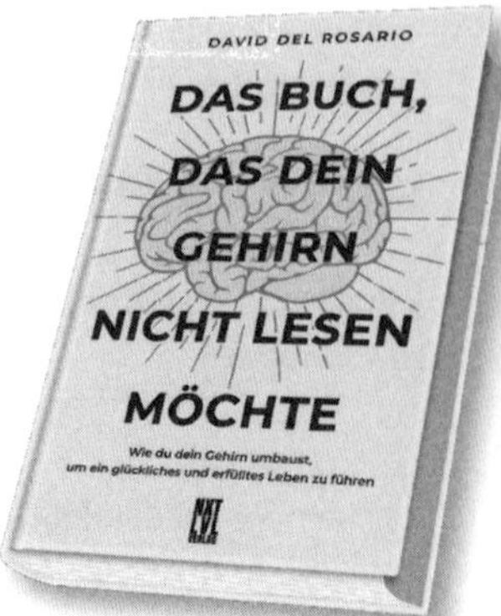

Wie du dein Gehirn umbaust, damit du glücklicher bist und ein erfülltes Leben führst

- Das Buch, das unsere Art, zu leben und die Welt zu verstehen, revolutionieren wird

- Die wissenschaftliche Anleitung, wie wir unser Gehirn umschulen können, um freier und glücklicher zu leben

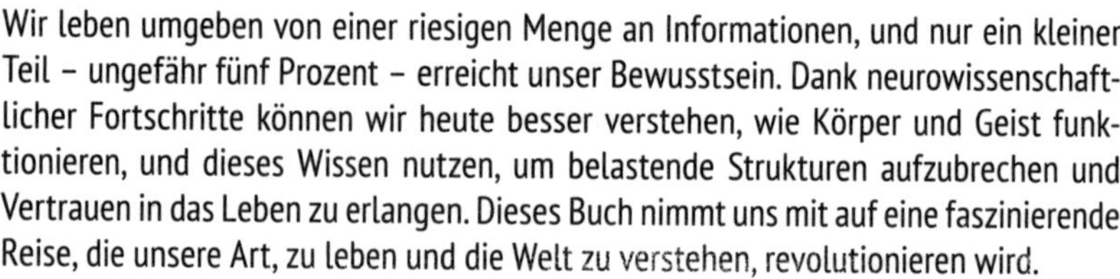
Wir leben umgeben von einer riesigen Menge an Informationen, und nur ein kleiner Teil – ungefähr fünf Prozent – erreicht unser Bewusstsein. Dank neurowissenschaftlicher Fortschritte können wir heute besser verstehen, wie Körper und Geist funktionieren, und dieses Wissen nutzen, um belastende Strukturen aufzubrechen und Vertrauen in das Leben zu erlangen. Dieses Buch nimmt uns mit auf eine faszinierende Reise, die unsere Art, zu leben und die Welt zu verstehen, revolutionieren wird.

David del Rosario hat sich der Forschung auf dem Gebiet der angewandten Neurowissenschaften verschrieben. Neben wichtigen Preisen für seine wissenschaftliche Arbeit wurde er auch für seine beiden Werke »Das Buch, das dein Gehirn nicht lesen möchte« und »La Biología del Presente« ausgezeichnet. Er ist aber nicht nur Forscher und Bestsellerautor, sondern auch Unternehmer und Gründer eines neurowissenschaftlichen Forschungsunternehmens sowie willkommener Gast in Funk und Fernsehen. Derzeit promoviert er in Gesundheitswissenschaften an der Universität der Stadt Alicante.

240 Seiten, **ISBN 978-3-949458-37-8**